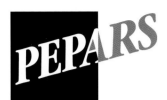

編集企画にあたって…

　唇裂は日本人の先天形態異常において最も頻度が高く，我々形成外科医にとっても重要な範疇の疾患です．言うまでもなく治療には多くの分野の専門家が治療に参加するとともに，乳児期に始まり，成長終了までの長きにわたって最終結果の出せない疾患分野の一つです．今まで多くの形成外科医が術式，治療に対する考え方を発表してきましたが，当然のことながら統一見解は見出せていません．早期から積極的に外科的操作を加えるべきだというものから，部位によっては全く手を付けずに成長を待って修正を加えるべきだというものまで，意見は幅広く存在します．それぞれの主張はどれが正しくてどれが間違いであるということではなく，すべてを包含してできるだけ正しい方向を見出すことが必要であると思います．

　初回手術だけですべてを得るのは難しく，通常はある一定の時期に必要な操作を加える必要があるかと思います．かと言ってタッチアップを繰り返すのが不良な最終結果を招くことは多くの形成外科医が経験的に認識している事実でしょう．編者は治療にあたる際に，少ない手術回数，至適手術時期，少ない手術侵襲かつ大きい効果，とごく当たり前のことを基盤として治療にあたるようにしています．できる限り手術回数は少なくしたいが，最終結果だけを論ずるには，人間の成長過程は重過ぎるということにほかなりません．

　そこで，今回は「成長に寄り添う私の唇裂手術」と題して，この分野で活躍されている方々にお願いし，成長の節目における治療に対する考え方を述べていただきました．初めに述べたように，各著者の方々の考え方は必ずしも統一されているものではないと思われます．しかし，すべてお読みいただくと，一つの道筋が発見でき，ベテランの形成外科医にもこれから唇裂手術を学んでいく若い形成外科医にも，読者なりの唇裂手術に対する方向性が導かれ今後の治療の参考になるものと確信しています．

2017 年 10 月

大久保文雄

KEY WORDS INDEX

和文

― あ 行 ―
一次外鼻形成 1

― か 行 ―
外鼻形成 19
外鼻変形 19,64
解剖学的サブユニット 1
顎裂 45
キューピット弓 57
外科 31
外科的顎矯正手術 74
口唇 31
口唇形成 19
口唇裂 19,31,45,57,64
口唇裂二次修正 51
骨移植 45

― さ 行 ―
思春期 51
歯槽歯肉骨膜形成術 10
就学期 45
就学前 31
修正 31
術前顎矯正治療 10
上顎前方分割仮骨延長術 74
初回手術 19
唇顎口蓋裂 74
赤唇瘢痕 57

― た 行 ―
中間顎骨切り術 10

― な 行 ―
二次修正 45
二次修正術 57

― は 行 ―
白唇瘢痕 57
鼻 31
瘢痕修正術 57
鼻形成術 64
鼻中隔軟骨 51
鼻中隔弯曲症 51
片側口唇裂 1

― ら 行 ―
隆鼻術 51
両側唇顎口蓋裂 10
LeFort Ⅰ型上顎前方移動術 74
rotation advancement 法 1
肋軟骨 64
肋軟骨移植 51

欧文

― A・B ―
adolescence 51
alveolar cleft 45
anatomical subunit 1
anterior maxillary distraction osteogenesis；AMDO 74
augmentation rhinoplasty 51
bilateral complete cleft lip and palate 10
bone graft 45

― C・G ―
cheiloplasty 19
cleft lip 19,31,45,57,64
cleft lip and palate 74
costal cartilage 64
Cupid's bow 57
gingivoperiosteoplasty；GPP 10

― L・N ―
LeFort Ⅰ maxillary advancement 74
lip 31
nasal deformity 19,64
nasal septal cartilage 51
nose 31

― O・P ―
orthognathic surgery 74
premaxillary osteotomy 10
preoperative orthopedics 10
pre-school 31
primary nasal correction 1
primary repair 19

― R・S ―
revision 31
rhinoplasty 19,64
rib cartilage graft 51
rotation advancement 1
scar revision 57
school age 45
secondary repair 45,57
secondary repair of cleft lip 51
septal grypsis 51
single occlusal splint 74
surgical 31

― U～W ―
unilateral cleft lip 1
vermillon scar 57
white lip scar 57

WRITERS FILE

ライターズファイル（五十音順）

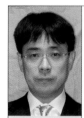

今井　啓道
（いまい　よしみち）

- 1993年　東北大学卒業
  仙台オープン病院，外科研修医
- 1996年　東北大学形成外科入局
  秋田厚生連平鹿総合病院形成外科
- 1998年　東京大学形成外科
- 1999年　東北大学形成外科
- 2000年　同，助手
  台湾長庚記念病院，Craniofacial Surgery Fellowship
- 2007年　東北大学形成外科学分野，講師
- 2011年　同，准教授

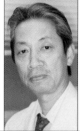

角谷　徳芳
（すみや　のりよし）

- 1975年　東京医科大学卒業
  昭和大学形成外科教室入局
- 1981年　同，講師
- 1988年　同，助教授
  昭和大学藤が丘病院，助教授
- 2005年3月　同，主任教授
- 2014年　同，客員教授

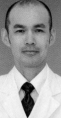

時岡　一幸
（ときおか　かずゆき）

- 1991年　東京医科歯科大学卒業
  東京大学形成外科入局
- 1994～96年，1998～00年　静岡県立こども病院形成外科
- 2000～01年　東京大学医学部附属病院形成外科
- 2001～02年　同大学医学部附属病院歯科口腔外科
- 2002年　埼玉医科大学形成外科・美容外科，助教
- 2011年　同，准教授

今村　禎伸
（いまむら　よしのぶ）

- 2005年　長崎大学卒業
  同大学病院初期研修
- 2007年　長崎大学形成外科入局
- 2008年　福岡徳洲会病院形成外科
- 2009年　長崎医療センター形成外科
- 2010年　松江赤十字病院形成外科
- 2012年　北九州総合病院形成外科
- 2014年　北九州市立八幡病院形成外科
- 2016年　長崎大学病院形成外科，助教

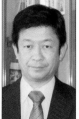

瀬﨑晃一郎
（せざき　こういちろう）

- 1985年　山形大学卒業
  北里大学形成外科入局
- 1990年　神奈川県立こども医療センター
- 1993年　北里大学形成外科，研究員
- 1995年　相模原協同病院，科長
- 1997年　北里大学形成外科・美容外科，講師
- 2011年　平塚共済病院形成外科，部長

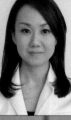

花井　潮
（はない　うしお）

- 2003年　東海大学卒業
- 2005年　同大学医学部外科学系形成外科学，臨床助手
- 2009年　同大学医学部外科学系形成外科学，助教
- 2014年　同大学付属八王子病院形成外科，助教
- 2016年　同大学医学部外科学系形成外科学，助教
- 2017年　同大学医学部外科学系形成外科学，講師

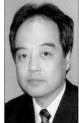

大久保文雄
（おおくぼ　ふみお）

- 1980年　昭和大学卒業
  同大学形成外科入局
- 1984年　同大学院修了
  国立国際医療センター耳鼻咽喉科
- 1985年　ニュージーランドミドルモア病院，臨床研修医
- 1986年　西尾市民病院形成外科，部長
- 1988年　昭和大学形成外科，助手
- 1990年　同，講師
- 1997年　同，助教授
- 2009年　同，教授

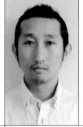

玉田　一敬
（たまだ　いっけい）

- 2000年　慶應義塾大学卒業
- 2004年　同，チーフレジデント
- 2005年　独立行政法人国立病院機構東京医療センター形成外科
- 2006年　慶應義塾大学形成外科，助手
- 2007年　東京都立清瀬小児病院形成外科
- 2008年　Australian Craniofacial Unit (Adelaide, Australia), Chang Gung Craniofacial Center (Taoyuan, Taiwan) 留学
- 2009年　東京都立清瀬小児病院形成外科（移転統廃合により東京都立小児総合医療センター形成外科となり現在に至る）

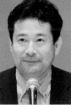

杠　俊介
（ゆずりは　しゅんすけ）

- 1989年　信州大学卒業
- 1989年　社会保険中京病院形成外科
- 1991年　信州大学形成外科
- 1994年　同，助手
- 2005年　同，講師
- 2006年　米国 Children's Hospital Boston，フェロー
- 2007年　信州大学形成外科，講師
- 2009年　同，准教授
- 2012年　長野県立こども病院形成外科
- 2013年　信州大学形成外科，准教授
- 2017年　同，教授

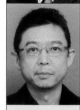

小林　眞司
（こばやし　しんじ）

- 1991年　山形大学卒業
  横浜市立大学医学部附属病院，研修医
- 1993年　同大学医学部附属病院形成外科入局
- 1997年　神奈川県立こども医療センター形成外科
- 2000年　同，科長
- 2006年　ハーバード大学マサチューセッツ総合病院留学
- 2007年　横浜市立大学形成外科，助教
- 2008年　神奈川県立こども医療センター形成外科，科長
- 2010年　同，部長

CONTENTS

成長に寄り添う私の唇裂手術
編集／昭和大学教授　大久保文雄

二次修正に配慮した片側口唇裂初回形成術……………………………………時岡一幸　　1
　　Rotation advancement 法を基本とした片側口唇裂初回手術について解説する．将来の二次修正を困難にしないために，「余計な切開・剥離はしない」，「組織・構造を温存する」ことが筆者のコンセプトである．

口唇裂初回形成術—両側唇裂を中心に—……………………………………小林眞司　　10
　　両側裂に対して，口唇形成術と中間顎骨切り術と歯槽歯肉骨膜形成術（GPP）を同時に行う初回手術の方法を述べた．

長期経過を考慮した片側唇裂初回手術……………………………………玉田一敬　　19
　　中期的に安定した結果を得るために片側唇裂初回手術で満たしておくべき点，ある程度の妥協を許容すべき点に関して筆者の考えを述べ，治療の詳細を紹介する．

就学前の口唇外鼻手術……………………………………杠　俊介　　31
　　心と体が大きく成長する学童期を前にして，口唇外鼻の変形を外科的に修正するにあたり，やった方がよい手技と待機した方がよい手技についてよく考えながら読んでいただきたい．

就学期の口唇鼻形成術……………………………………今村禎伸ほか　　45
　　就学期の口唇鼻形成術では，組織を温存し，成長を妨げない術式を選択する．顎裂骨移植術では，歯槽のみならず，梨状口縁を意識することで，最終的な鼻形成術のための土台を作るようにする．

◆編集顧問／栗原邦弘　中島龍夫
　　　　　百束比古　光嶋　勲
◆編集主幹／上田晃一　大慈弥裕之

【ペパーズ】
PEPARS No.131/2017.11◆目次

思春期以降の口唇裂手術

―鼻形成を中心に口唇の改善から顔貌の改善へ―……………………………角谷徳芳　51

> 移植軟骨の弯曲防止はギリギリの大きさで骨膜下剝離を行い，軟骨の細工は芯を中心にできるだけ左右均等の密度で完成させるいわゆる balanced cross-section を行う．

口唇裂の最終修正術……………………………………………………瀨﨑晃一郎ほか　57

> 口唇裂の修正術は多岐にわたる．最終手術までの瘢痕や残っている組織の量にも修正術式は大きく左右される．マイナーな修正から筋層再建を含めた口唇修正術を症例とともに紹介する．

肋軟骨移植による唇裂鼻形成術―最終手術として―……………………花井　潮ほか　64

> 最終手術の意義は，単なる左右対称性の獲得とは全く異なる．患者を社会に送り出す前に，いま一度患者の鼻を両親の鼻と見比べてほしい．患者の顔貌に「唇裂らしさ」が残るなら，迷わずこの手術を選択すべきである．

「唇裂顔」を改善する外科的顎矯正手術―LeFort I と AMDO―………………今井啓道　74

> 唇顎口蓋裂症例への外科的顎矯正手術は上顎による顔面軟部組織のサポートを再建し「唇裂顔」を改善する．鼻咽腔閉鎖機能が境界域の症例には AMDO が有用である．

| ライターズファイル…………………………前付 2
| Key words index……………………………前付 3
| PEPARS　バックナンバー一覧…………88～89
| PEPARS　次号予告…………………………90

「PEPARS®」とは Perspective Essential Plastic Aesthetic Reconstructive Surgery の頭文字より構成される造語．

こんな本が欲しかった！

イチからはじめる
美容医療機器の理論と実践

みやた形成外科・皮ふクリニック院長　宮田成章／著

オールカラー　B5判　182頁　定価（本体価格6,000円＋税）　2013年7月発行

美容医療機器の基礎理論から治療のコツまで！
美容医療機器を扱う全ての医家必読の1冊です！

●目　次●

I．総　論
1. 違いのわかる美容医療機器の基礎理論
2. 人体における機器の反応を知る
3. 料理をベースに美容医療を考えてみよう
4. 肌状態から考える治療方針・適応決定
5. 各種治療器

II．治　療
1. ほくろに対するレーザー治療の実際
2. メラニン性色素疾患に対する治療
3. しわやたるみの機器治療
4. 毛穴・肌理や肌質に対する治療
5. 痤瘡後瘢痕の機器治療
6. レーザー脱毛
7. 最新の機器に対する取り組み

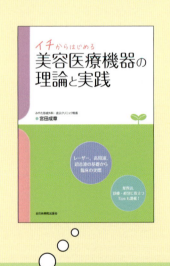

業界話，診療・経営に役立つTipsも満載！

㈱全日本病院出版会　〒113-0033　東京都文京区本郷3-16-4
TEL：03-5689-5989　FAX：03-5689-8030

お求めはお近くの書店または弊社（ http://www.zenniti.com ）まで！

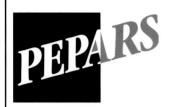

◆特集／成長に寄り添う私の唇裂手術

二次修正に配慮した片側口唇裂初回形成術

時岡　一幸*

Key Words：片側口唇裂(unilateral cleft lip)，rotation advancement 法(rotation advancement)，解剖学的サブユニット(anatomical subunit)，一次外鼻形成(primary nasal correction)

Abstract　口唇裂に対する初回形成術では正常に近い形態を再現しつつも，将来の二次修正が困難になるような過剰な操作を行わない配慮が必要である．筆者が行っている片側口唇裂初回形成術の基本は rotation advancement 法であるが，不自然な位置に瘢痕を残さないよう，口唇の表面解剖(anatomical subunit)を重視した切開デザインを用いている．また，裂縁などの余剰組織から赤唇三角弁などを作成して，できるだけ温存・再利用する．口輪筋の再建はシンプルな rotation advancement 法であり，鼻柱基部と鼻翼基部のみを剝離して縫合する．さらに，鼻腔内切開，鼻筋の剝離，および鼻翼軟骨の剝離による外鼻形成を行い，主に鼻翼の対称性を得ることに努めている．

はじめに

口唇裂は成人に達するまでの間に，しばしば複数回の手術が必要となる．初回形成術で良好な形態を再建できれば，手術の回数を減らすことが可能であり，患者にとっては有益である．しかし，完璧な形態を追求するあまり，過度な侵襲を伴う手術は成長障害や瘢痕形成を起こし，二次修正が困難になる危険性を孕んでいる．このような二律背反する目的を達成するためには，どのような術式がよいか？　口唇裂初回形成術として数多くの術式が報告されているが[1]，いまだに結論をみない問題である．

筆者は 1990 年代半ばに Millard 法[2]で片側唇裂初回形成術を習得し，現在では解剖学的サブユニットに基づく Fisher 法[3]のデザインに近づいている．また，当初は行っていなかった外鼻形成も併用して，唇裂外鼻の特徴を修正できるよう努めている．しかし，あくまでも二次修正を念頭に置いて，これを困難にしないよう心がけている．本稿では筆者が現在行っている片側口唇裂初回形成術を紹介する．

口唇裂初回形成術の原理

1．口唇の対称性

片側口唇裂の初回形成術における重要な課題は披裂側の人中稜を延長することであり，以下のような理論に基づいてこれを達成する．

A．切開のデザイン(図 1)

裂縁の切開線を弧状にすると，直線状に縫合した際に延長効果が得られる(Rose-Thompson 効果)[2,3]．

B．口輪筋の再建(図 2)

健側唇の口輪筋を鼻柱基部から剝離し，これによって生じたスペースに患側唇の筋を挿入すると，披裂側キューピット弓頂点は下がる(rotation-advancement 法)[2,4]．また，患側唇の口輪筋を鼻柱基部に縫合することによって，鼻柱の傾斜や鼻腔底の陥凹などの外鼻変形を防ぐ効果も期待できる[5]．

以上の操作によって披裂側人中稜は 1～3 mm

---

* Kazuyuki TOKIOKA, 〒350-0495　埼玉県入間郡毛呂山町毛呂本郷 38　埼玉医科大学形成外科・美容外科，准教授

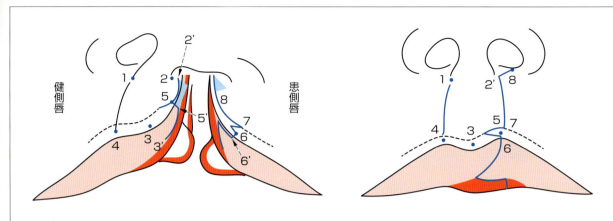

図 1. 切開デザインと縫合終了時の状態
【健側唇】1 および 2：鼻柱基部，3：キューピット弓の正中，4 および 5：キューピット弓頂点
【患側唇】6：キューピット弓頂点，7：三角弁の上縁，8：B-flap の上端
c-flap の先端および点 8 より鼻腔側の余剰組織は口輪筋の縫合後に切除する(青色).
点線：上口唇溝．(5−5') = (6−6') = 1～2 mm

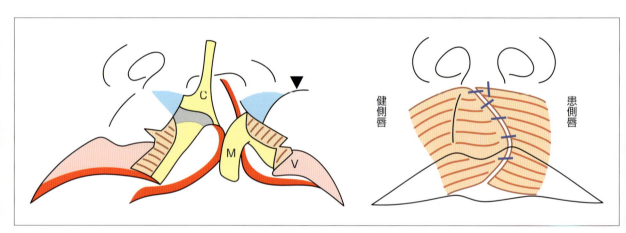

図 2. 口輪筋の再建
左：c-flap(c)，披裂縁粘膜弁(M)，赤唇三角弁(V)を挙上したところ．筋の剥離範囲を青色で示す．患側唇では鼻翼基部から皺(▼)の付近まで剥離する．
右：患側唇の筋を鼻柱基部に挿入して縫合する．

延長されるため，残りを三角弁の挿入によって補完する．

C．患側唇の皮弁(図 1)

延長された披裂側人中稜に見合うよう，患側唇に B-flap と三角弁をデザインする．2 つの皮弁によって披裂側人中稜が再建されるため，これらの和が非披裂側人中稜より約 1 mm 短くなるように計算する．

三角弁が上口唇溝を越えないようにデザインするため，その幅は 1.2～1.8 mm で設定する(図 4)．健側唇の裂縁(2'-5)は剥離操作によって延長されるため，B-flap の上下長は近似的に披裂側人中稜(2-5)より 1～3 mm 大きく設定する．

2．外鼻形成(図 5)

口唇裂では口輪筋・鼻筋の付着異常や顎裂などの要因によって，外鼻を構成する組織の位置異常やずれが起こる[6]．これに鼻中隔弯曲などの要因が加わって，鼻柱や鼻翼の変位・変形がみられる．

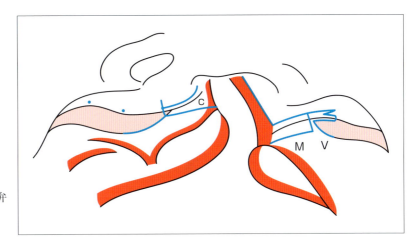

図 3.
裂縁のデザイン
 c：c-flap
 M：披裂縁粘膜弁
 V：赤唇三角弁

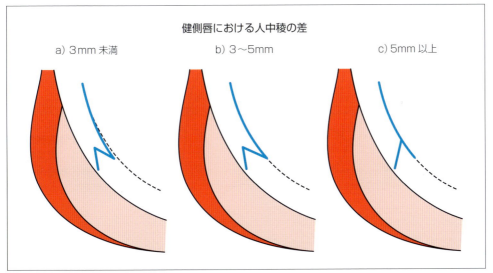

図 4．三角弁のデザイン
非披裂側と披裂側の人中稜の差によって調整する．
 a：1.2～1.5 mm
 b：1.5～1.8 mm
 c：1.5～1.8 mm，三角弁を上方へ立てる．

　このような病態を解消するための第一段階は，鼻筋や鼻翼軟骨を剝離して，組織の変位を解消することである．次に，鼻腔内組織や筋肉を正しい位置で縫合し，修正された外鼻の状態を維持する．この際，鼻腔内組織の不足を補う目的で患側唇裂縁の余剰組織を利用できることは，初回形成術における利点である．

デザイン（図 1）

1．健側唇
A．披裂側キューピッド弓頂点：点 5
粘膜皮膚隆起が消失する直前に設定する．キューピッド弓の幅は非披裂側と披裂側で等しくなることが望ましいが，あくまでも粘膜皮膚隆起の温存を優先する．披裂側の鼻孔縁を軽く牽引した状態で，非披裂側および披裂側の人中稜を計測する．

B．切開線
披裂側鼻柱基部の 1～2 mm 外側（点 2'）から弧状の切開線を描く．さらに赤唇縁を直交し，赤唇部正中の red line 上（点 3'）へ至る．三角弁挿入部の終点は上口唇溝の上に設定する．裂縁には幅 1～2 mm の粘膜を付けた c-flap を作成する（図 3）．

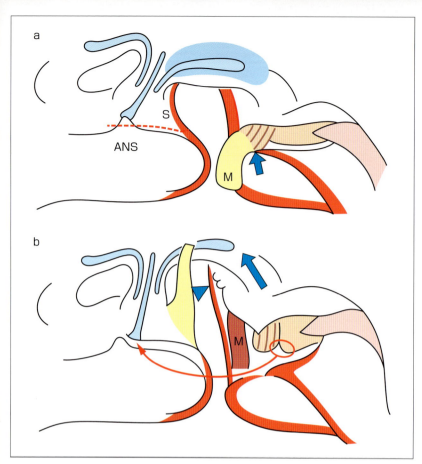

図 5.
外鼻の操作
 a：前鼻棘（ANS）周囲の骨膜を切開する（赤点線）．披裂縁粘膜弁（M）を挙上し，鼻腔内を切開する（赤実線）．鼻筋（矢印）および鼻翼軟骨（青色の範囲）を剝離する．
 b：鼻翼は前方・内側へ移動する．鼻腔内切開部はたくし上げ縫合（▲）および披裂側粘膜弁を用いて縫合する．患側唇の口輪筋最上部を鼻柱基部の骨膜切開部に縫合する．

2．患側唇

A．キューピット弓頂点：点 6

以下の所見を総合的に吟味して決定する[2]～[4]．
① 皮膚性赤唇の幅が最大となる点
② 皮膚性赤唇が収束する点より 3～4 mm 外側の点
③ 粘膜皮膚隆起が消失する 1～2 mm 外側の点
④ 赤唇縁のカーブの頂点

B．切開線

1）三角弁（図 4）

三角弁は健側唇における人中稜の長さの差，および上口唇溝の位置を参考にしてデザインする．

2）B-flap

できるだけ粘膜との境界に近いところに切開線を描く．B-flap の上縁は図 1 の計算式に基づいて決定し，マーキングしておく．上縁が鼻翼基部の皺に一致するのが理想である（図 9）．一致しない場合は，キューピット弓頂点の位置が間違っているため，初めからやり直す．

3）裂縁の皮弁（図 3）

赤唇三角弁[4)7]，および顎裂部を基部とする披裂縁粘膜弁をデザインする．

手術操作

1．健側唇の操作

A．切開・剝離（図 2）

点 2'→5→5'→3' の順に切開し，c-flap および口唇粘膜を口輪筋上で剝離する．鼻柱基部より口輪筋を剝離し，前鼻棘の前面を鈍的に剝離しておく．

披裂側のキューピット弓頂点が無理なく下がるか確認する．鼻柱基部の剝離が不十分な場合や，三角弁挿入部の切開が浅い場合は抵抗がある．

B．鼻中隔軟骨の処理（図 5）

鼻中隔弯曲が認められる症例で行う．前鼻棘および歯槽骨上縁の骨膜を切開し，鼻中隔軟骨の下端を 1～2 cm 奥まで剝離する．c-flap の基部を骨膜下で剝離し，鼻中隔粘膜を挙上しておく．

2. 患側唇の操作

A. 切開・剥離（図2）

はじめに三角弁を切開し，披裂縁粘膜弁および口唇粘膜を口輪筋上で剥離する．赤唇三角弁は口輪筋を付けて基部が細くならないように作成する．鼻翼基部から口輪筋を剥離するが，皺の位置より尾側では筋の皮下剥離を行わない．

3. 外鼻の操作（図5）

A. 切開・剥離

鼻腔内の皮膚粘膜境界部を切開し，歯槽骨前面に停止している鼻筋を剥離する．鼻筋はなるべく口輪筋の上部と分離しないようにする．次に，鼻翼軟骨と外鼻皮膚との間を剥離する（図6）．鼻中隔の傾斜が大きい症例では，鼻柱基部より剪刀を入れて，鼻翼軟骨内脚の間を剥離する[4]．

B. 鼻腔内の縫合

剥離操作によって鼻翼は前方・内側へ移動するため，後戻りしないように縫合する．鼻腔内の縫合は外鼻形態に影響を及ぼすため，1針縫合するごとに形態を確認する．

鼻孔縁よりやや奥に糸をかけ，上前方へ牽引すると，鼻腔内切開の前方の組織がずれ上がる．この状態を維持しながら，切開の上方ではdog earを作るようにして縫合する（ずらし上げ縫合）[5)6)]．

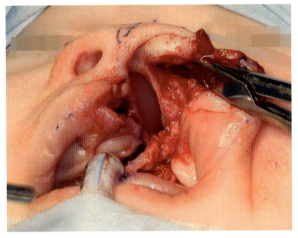

図6．鼻翼軟骨の剥離
鼻腔内切開部より剪刀を入れて，鼻翼軟骨を剥離する．切開部を十分に開いておく．

変形の程度に応じて，1〜3針のずらし上げ縫合を行う．鼻翼の移動によって鼻腔内切開の下部には組織欠損を生じるため，ここへ披裂縁粘膜弁を縫合する．続いて，鼻腔底を再建する（図7）．

4. 口唇の縫合

A. 口唇粘膜（図7）

口腔前庭で口唇粘膜を縫合した後，red lineの位置を仮固定し，余剰の粘膜を切除する．口唇裂では患側唇の組織が頭尾方向に長いため，口腔前庭に減張切開を入れなくても縫合できる．

B. 口輪筋・鼻筋（図2）

口輪筋は深層，浅層の2層に分けて縫合する．

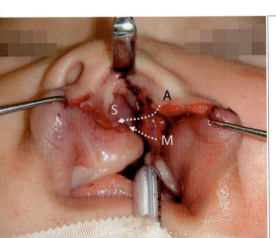
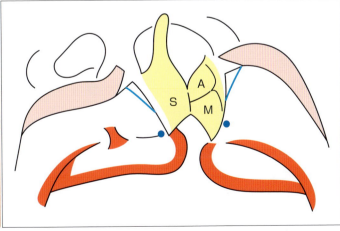

図7．鼻腔底・口唇粘膜の縫合
a：鼻腔内切開部に披裂縁粘膜弁（M）を縫合する．披裂縁粘膜弁および鼻翼内側部（A）をc-flap後方の鼻中隔粘膜（S）と縫合する．
b：鼻腔底の縫合後に口唇粘膜を縫合する．患側唇の口腔前庭より3〜5mmはなれた粘膜に糸をかけて，健側唇の粘膜と縫合する（青点）．青線のごとく余剰粘膜を切除する．

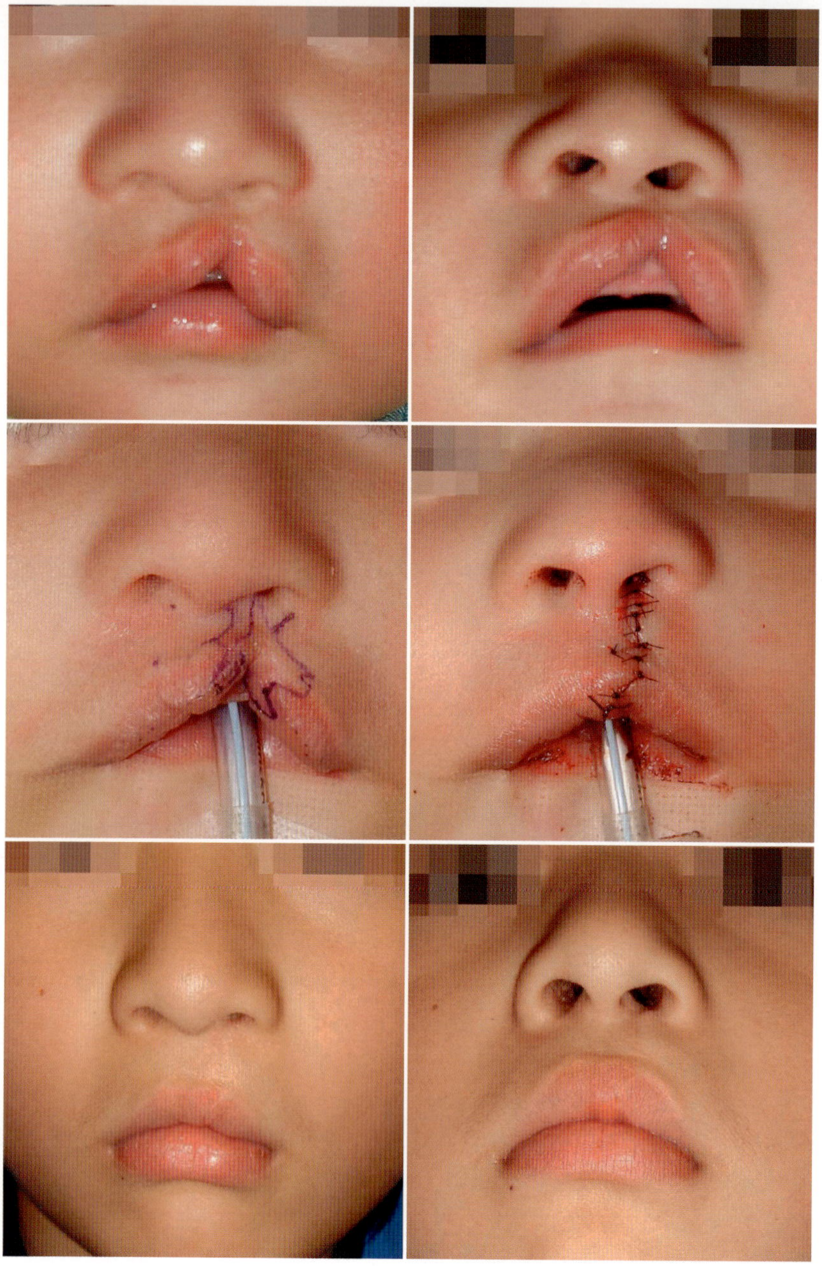

図 8.
症例 1
a, b：術前
c：デザイン
d：縫合終了時
e, f：8歳時. 人中形態は良好である.
【計測値】
人中稜
　非披裂側：9.0 mm
　披裂側：6.0 mm
三角弁の幅：1.5 mm
B-flap：7.0 mm

患側唇の筋を鼻柱基部に挿入するが，これが不十分であると，披裂側キューピット弓頂点が十分に下がらない．また，鼻柱の傾斜や鼻腔底陥凹の原因にもなり得る．縫合の前に鼻唇溝，鼻翼，および鼻柱の形態を観察しながら，縫合位置を確認しておく．

1）口輪筋深層

初めに患側唇の筋最上部を鼻柱基部の骨膜（前鼻棘の骨膜切開部）に 4-0 PDS® で縫合する（図5）．さらに，その周囲を縫合し，患側唇の筋を確実に鼻柱基部へ固定する．赤唇部は赤唇三角弁に付けた筋を縫合するが，縫合のバイトが大きすぎると，赤唇縁が不自然に盛り上がる．

2）口輪筋浅層

最初に粘膜皮膚隆起および三角弁の頭側で口輪筋の浅層を縫合すると（5-0 PDS®），口唇の形態がほぼ決まる．B-flap の大きさを最終的に決定し，c-flap および鼻翼基部内側の余剰組織は切除する（図1）．患側唇の筋最上部は鼻柱基部の軟組織に縫合する．

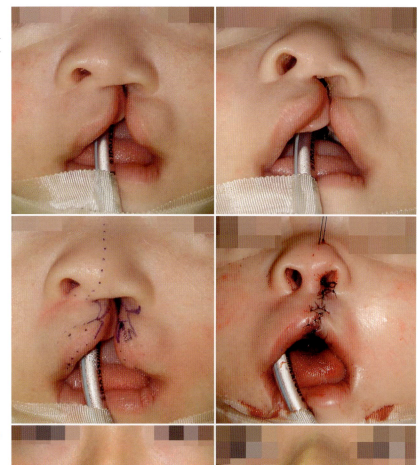

図 9.
症例 2
　a，b：術前．鼻翼基部の下に明瞭な皺が認められる．
　c：デザイン
　d：縫合終了時
　e，f：13 歳時(外鼻の二次修正は行っていない)
【計測値】
人中稜
　非披裂側：11.5 mm
　披裂側：7.0 mm
三角弁の幅：1.5 mm
B-flap：8.5 mm

3）鼻　筋

鼻筋は口輪筋と分離していないため，鼻翼の形態が良好であれば個別に縫合しなくてもよい．鼻翼基部の位置を微調整したい場合は，鼻柱基部の周辺に鼻筋を縫合する．

C．皮膚縫合

Red line の付近に余剰の粘膜があれば，切除して縫合する．口輪筋の皮下剝離を行っていないため，真皮縫合は筋浅層の縫合で代用できる．披裂側鼻腔と外鼻との間にボルスター固定を行う．

症　例

症例 1：左側不全口唇裂(図 8)
　生後 3 か月で初回形成術を施行した．

症例 2：左側完全口唇口蓋裂(図 9)
　生後 4 か月で初回形成術を施行した．1 歳 5 か月で口蓋形成術，8 歳で顎裂部骨移植術を施行した．

考 察

 就学期前後の二次修正を回避するためには，口唇裂初回形成術で可能な限り口唇および外鼻の形態を整える術式が望ましい[4,5]．しかし，特に外鼻に関しては，顎裂や鼻中隔弯曲など骨・軟骨の変形に影響されるため，初回形成術で完全に修正することは困難である．それゆえ，初回形成術では二次修正を困難にしないような配慮が必要であり，筆者は「余計な切開・剝離はしない」，「組織・構造を温存する」ことを意識している．

1．表面解剖を重視したデザイン

 Millard 法や三角弁法はよく知られた術式であるが[1,2]，瘢痕が人中稜や上口唇溝などの表面解剖学的な構造と一致しないという短所が指摘されている．特に，大きな三角弁による瘢痕ができてしまうと，二次修正に苦慮することがある．これに対して，Fisher 法[3]では瘢痕が口唇の表面解剖に一致するため，より自然な外見が得られる．

 筆者は三角弁による瘢痕を上口唇溝に一致させる目的で，その大きさを 1.2～1.8 mm の範囲で作成している．また，B-flap の上縁は鼻翼基部下の皺に一致するように設定している．この皺は口輪筋の辺縁に沿ってできるため，口輪筋の対称性を再建しやすいと考えている．

2．組織や構造の温存

 粘膜皮膚隆起や皮膚性赤唇など組織学的に特殊な組織はできるだけ温存し，赤唇三角弁[7]などとして利用する．また，患側唇の白唇裂縁は弯曲しながら粘膜に移行しているため，Millard の原法のようにできるだけ粘膜との境界部を切開すると[2,4]，人中稜の再建において有用である．

 人中の構造には口輪筋の微細な走行が寄与していることが知られており，人中稜を再建する目的で口輪筋を分割して縫合する術式が報告されている[8]．しかし，このような操作は本来の微細構造を破壊しかねない．そのため，筆者は口輪筋の皮下剝離を鼻柱基部と鼻翼基部だけにとどめている．

自験例によると，組織や微細構造を温存するだけでも，特に不全型では，人中を再建できることが多い（図 8）．

3．外鼻形成

 形成外科診療ガイドラインによると，片側口唇裂では初回外鼻形成を推奨しているが，手技の選択や術直後におけるエンドポイントの設定に関しては統一見解を得ることが難しいと結論づけている[9]．筆者の外鼻形成はこれまでの報告[4,5]に準じた方法であり，鼻孔縁切開や鼻翼軟骨の縫合を行っていない点を考えると，比較的侵襲が小さい術式であると思われる．

 手技の第 1 のポイントは鼻翼軟骨や鼻腔内切開部の剝離である．これが不十分であると，鼻翼軟骨が正しい位置に矯正されず，鼻翼上部や鼻孔縁の陥凹を起こしやすい．第 2 に矯正された位置を保持できるように，鼻腔内組織および口輪筋を再建することである．鼻腔内切開部のずらし上げ縫合や披裂縁粘膜弁の縫合が不適切であると，移動させた鼻翼があと戻りして，鼻翼基部の外側・尾側への変位をきたすことがある．また，口輪筋上部の縫合が不適切であると，鼻翼基部の外側変位や鼻腔底の陥凹などの原因となる．

 筆者の術式では外鼻孔の形態は修正できないが，鼻翼の対称性が得られていれば，就学期前後の二次修正を回避できる症例も少なくない（図 9）．このような症例に対しては，思春期以降に鼻中隔弯曲の修正を含めた外鼻修正を行う方針をとっている．

 筆者の片側口唇裂初回形成術は人中稜の再建や外鼻形成に関してやや保守的であるが，複雑な操作が少ないため初心者が行っても一定の術後成績を得ることができると考えている．初回形成術ではその患者が有する本来の property を大事にしておき，本格的な修正は就学期・思春期に行ってもよいというのが，筆者の現在の考え方である．

参考文献

1) 鬼塚卓彌:著者の片側唇裂形成術を顧みて―Ⅰ.片側唇裂形成術小史と鬼塚法―. 形成外科. **44**:899-910, 2001.
   Summary これまでに報告された片側唇裂形成術のデザインを一望できる.続編のⅡ,Ⅲでは鬼塚法の詳細が記載されている.

2) Stahl, S., et al.:Fifty years of the Millard rotation-advancement:Looking back and moving forward. Plast Reconstr Surg. **123**:1364-1377, 2009.
   Summary Millard法の原法に関する総説であり,入手が容易である.

3) Fisher, D. M., et al.:Unilateral cleft lip repair:An anatomical subunit approximation technique. Plast Reconstr Surg. **116**:61-71, 2005.

4) Chen, P. K., et al.:Repair of unilateral cleft. Plastic Surgery vol. 3. 3rd ed. Neligan, P. C., et al. ed. 517-549, Elsevier Saunders, New York, 2013.
   Summary 主にrotation advancement法による片側唇裂初回手術について解説している.イラストと写真が豊富で手技の詳細について理解しやすい.

5) 大山知樹:【口唇裂初回手術―最近の術式とその中期的結果―】片側口唇裂初回口唇形成術 片側唇裂初回手術における鼻腔底・鼻柱・鼻孔形成について. PEPARS. **89**:35-42, 2014.
   Summary 筆者と同様の外鼻形成について報告している.

6) 塗 隆志ほか:【口唇裂二次手術update】逆U字切開による片側口唇裂外鼻修正術. 形成外科. **59**:266-272, 2016.

7) Noordhoff, M. S.:Reconstruction of vermilion in unilateral and bilateral cleft lips. Plast Reconstr Surg. **73**:52-60, 1984.

8) Rogers, R. R., et al.:The philtrum in cleft lip:Review of anatomy and techniques for construction. J Craniofac Surg. **25**:9-13, 2014.
   Summary 人中の解剖学的構造およびその再建方法に関する総説である.

9) 口唇・顎・口蓋裂・その他の顔面先天異常診療ガイドライン作成部門:第1編 第1章 口唇裂. 形成外科診療ガイドライン4 頭蓋顎顔面疾患(主に先天性). 日本形成外科学会ほか編. 5-32, 金原出版, 2015.

◆特集/成長に寄り添う私の唇裂手術

口唇裂初回形成術
—両側唇裂を中心に—

小林　眞司*

Key Words：中間顎骨切り術(premaxillary osteotomy)，術前顎矯正治療(preoperative orthopedics)，両側唇顎口蓋裂(bilateral complete cleft lip and palate)，歯槽歯肉骨膜形成術(gingivoperiosteoplasty；GPP)

Abstract　我々は，中間顎が突出した両側唇顎裂/口蓋裂(BCLA/P)に対して鼻の皮膚・軟部組織には極力操作を加えずに硬組織の改善を優先させている．具体的には，初回の口唇形成術時に中間顎骨切り術と歯槽歯肉骨膜形成術(GPP)を同時に行っている．中間顎骨切り術と GPP だけを組み合わせた方法により，さらに中間顎の壊死を回避することができる．これらの方法は，今後の注意深い経過観察を要する．

はじめに

両側唇顎裂/口蓋裂(BCLA/P)は，唇顎口蓋裂の中でも治療が難しい裂型であり，良好な口唇鼻形態を獲得することは容易ではない．特に中間顎が突出している症例は，初回手術だけでよい結果を得ることは難しい．この原因は軟部組織よりも硬組織による影響が極めて大きいからである．硬組織が偏位していると，鼻の皮膚・軟部組織だけを修正しても変形は残存することになり，後に修正が必要となる．特に高度な手術侵襲が鼻に及ぶと，後の修正術を制限し困難になる可能性もあり，なるべく侵襲を抑える必要がある．理想的な手術の順番としては，硬組織を土地，軟部組織を家にたとえると，「傾斜地に家を建てる」ことよりも「平地にしてから家を建てる」方がよいと思われる．

中間顎が突出した両側唇裂において，Nasoalveolar molding(NAM)[1)~4)]などの顎矯正装置による術前の顎矯正治療は，突出した中間顎を整位し，口唇鼻形態も改善することができる．しかしNAM を使用していない施設や効果のない症例などでは，手術後の口唇鼻形態の改善度は低くなる．

我々は，そのような症例に対して初回の口唇形成術時に鼻の皮膚・軟部組織には極力操作を加えずに，硬組織の改善を優先させた手術を行っている．

手術方法

中間顎の位置により初回の手術方法が異なる[5)~9)]．

1) 「中間顎の歯槽頂点と側方歯槽弓の歯槽頂点間距離が 3 mm 以内の場合」は，口唇形成術と Millard タイプの歯槽歯肉骨膜形成術(gingivoperiosteoplasty；GPP)を行う．「中間顎後方粘膜と側方歯槽弓前方部が接している」ことが望ましい(図 1)．

2) 1)以外の場合は，「両側同時口唇形成＋中間顎骨切り＋GPP 術」を行う[5)]．

1．中間顎骨切りに関して(図 2~6)

1) 中間顎骨切りは vomero-premaxillary suture の後方で行う．

2) Septopremaxillary ligament は温存する．

---

* Shinji KOBAYASHI, 〒232-8555　横浜市南区六ツ川 2-138-4　神奈川県立こども医療センター形成外科，部長

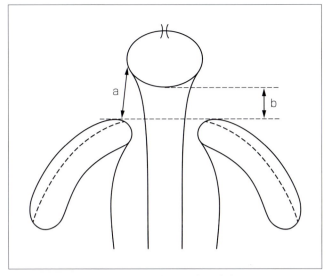

図 1. 中間顎骨切り術の適応
「a が 3 mm 以内の場合」は，口唇形成術と Millard タイプの歯槽歯肉骨膜形成術(gingivoperiosteoplasty；GPP)と同時に中間顎骨切り術を行う．可能ならb が 0 mm であることが望ましい．
　a：中間顎の歯槽頂点と側方セグメントの歯槽頂点間距離
　b：中間顎後方粘膜─側方セグメント前方部間距離

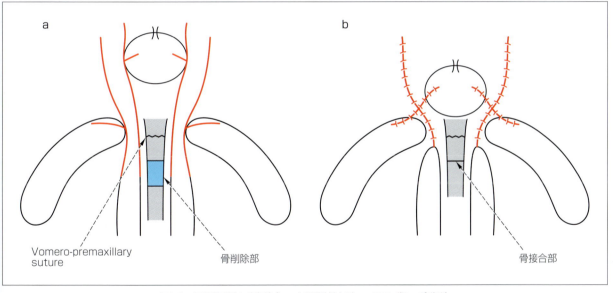

図 2. 両側同時口唇形成＋中間顎骨切り＋GPP 術の手術法
　　　a：術前デザイン　　b：術後
　　　赤線：切開線，青色：切除部分

3）中間顎唇側の軟部組織・骨膜および vomer 側の粘骨膜を中間顎の血行路とする．主血行路は中間顎唇側の軟部組織・骨膜とする．両側切歯動脈は切断され中間顎の口腔側粘骨膜は島状になるために，血行に注意しながら，粘骨膜の剝離は最小限に行う．

4）中間顎の固定は Millard タイプの歯槽歯肉骨膜形成術(GPP)により行う．

2．鼻に関して

中間顎を後退させると，皮膚の緊張が減少し容

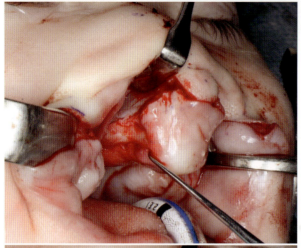
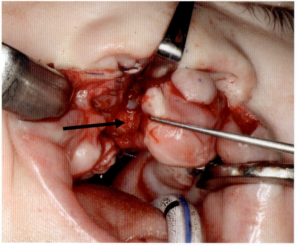
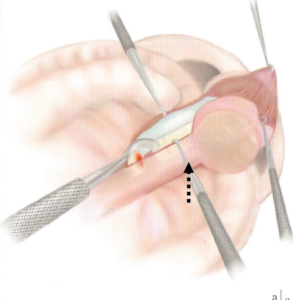

図 3.
実際の中間顎骨切り術
　a：骨切り前
　b：骨切り後(黒矢印：後方の骨断端部)
　c：イラスト

易に縫合することができる．鼻には基本的に侵襲を加えない．鼻に対する補助的手技として，鼻柱が短く大鼻翼軟骨が平坦な症例では，鼻翼基部から大鼻翼軟骨上を内側脚までの皮下軟骨上を鈍的に剝離する鼻骨と大鼻翼軟骨間に 3-0 吸収糸をかけて大鼻翼軟骨を吊り上げる．剝離した場合は，鼻孔より長さ 1 cm の 3.5 Fr nasal way を挿入して非吸収糸で固定する[7)~9)]．また，鼻翼幅の広い症例では，鼻翼基部の真皮を含めた皮下と反対側の唇側骨膜間および両側鼻翼基部間の計 3 か所に鼻翼幅を狭めるために 4-0 ナイロン糸で縫合する．

考　察

中間顎が突出した両側唇裂では口唇鼻形態の改善を最優先させるために，硬組織の改善を最優先している．鼻に関しては「鼻翼幅」，「鼻柱長」，「鼻唇角」が改善され早期から良好な形態を得ることができる．

従来は，就学以降に中間顎が後退しない症例に対して中間顎骨切り術が施行されていた[10)~13)]．

近年，早期の中間顎骨切り術が散見されるようになってきたが，本法の問題点は中間顎の壊死と成長抑制である[14)15)]．

中間顎の壊死に関しては，これを避けるために初回に中間顎骨切り術だけ，もしくは中間顎骨切り術と口蓋形成術を行う術式が報告されている[16)17)]．我々が行っている「両側同時口唇形成＋中間顎骨切り＋GPP 術」は，中間顎の主血行路が中間顎唇側の軟部組織・骨膜だけであることが問題であり，中間顎壊死の可能性が高まる．これを解決するためには，口唇形成を行わずに中間顎骨切

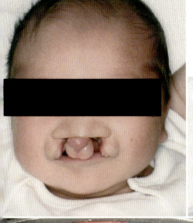
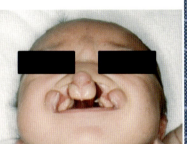
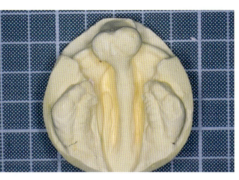
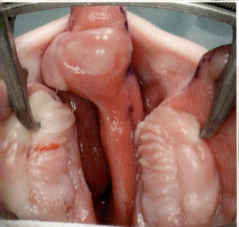
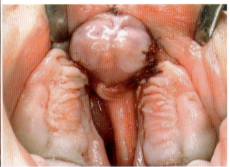
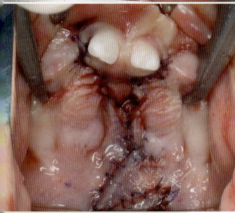
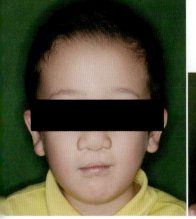
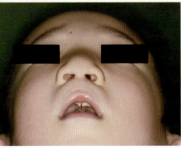
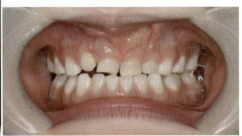

図 4.
症例 1
a～c：顎矯正治療前の顔貌と顎模型．中間顎は著明に突出している．
d：顎矯正治療後の口蓋．中間顎の整位は不十分である．
e：中間顎骨切り術後の口蓋
f：口蓋形成術後．Furlow 法により口蓋は閉鎖された．
g～i：4 歳時の顔貌と咬合．口唇鼻形態は改善された前歯は切端咬合であるが，歯肉溝は深く顎裂相当部には乳側切歯が萌出している．矯正治療開始前である．

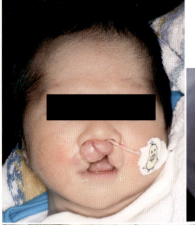
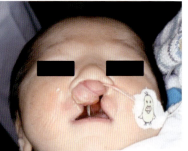
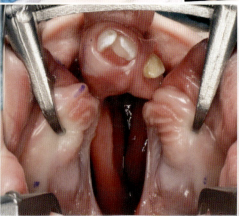
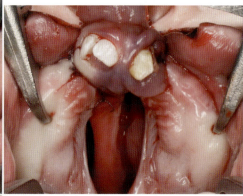
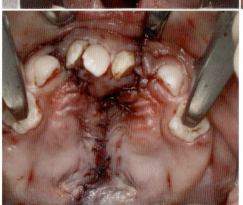

a	b
c	d
e	
f	g	h

図 5.
症例 2

a, b：顎矯正治療前の顔貌．中間顎は著明に突出している．
c：顎矯正治療後の口蓋．小さな中間顎にはすでに矮小の乳切歯が萌出し，左側にエプーリス様の異常な粘膜と歯を認める．中間顎の整位は不十分である．
d：中間顎骨切り術後の口蓋
e：口蓋形成術後．Furlow 法により口蓋は閉鎖された．
f〜h：4 歳時の顔貌と咬合．口唇鼻形態は改善された．中間顎の 3 本の低形成歯は反対咬合であるが保たれている．歯肉溝は深く左側の顎裂相当部には乳側切歯が萌出している．矯正治療開始前である．

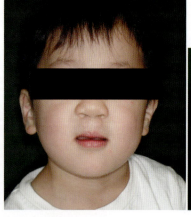
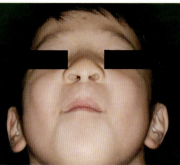
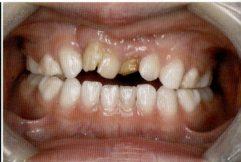

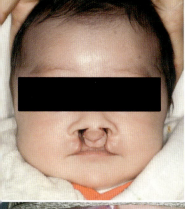
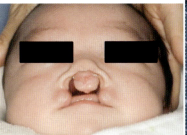
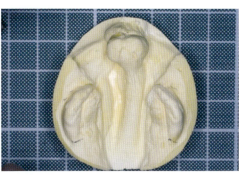
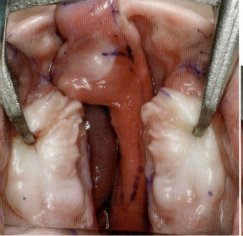
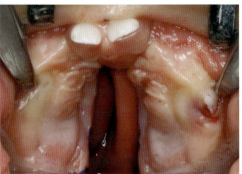
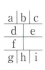
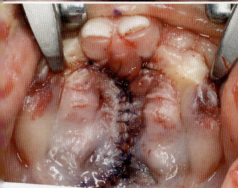
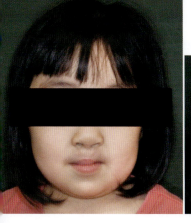
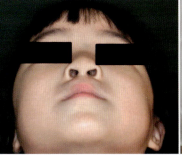
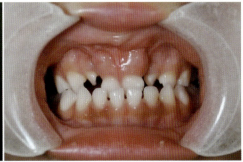

図 6.
症例 3

a〜c：顎矯正治療前の顔貌と顎模型．中間顎は著明に突出している．
d：顎矯正治療後の口蓋．中間顎の整位は不十分である．
e：中間顎骨切り術後の口蓋
f：口蓋形成術後．Furlow 法により口蓋は閉鎖された．
g〜i：4 歳時の顔貌と咬合．口唇鼻形態は改善された前歯は切端咬合であるが，歯肉溝は深い．矯正治療開始前である．

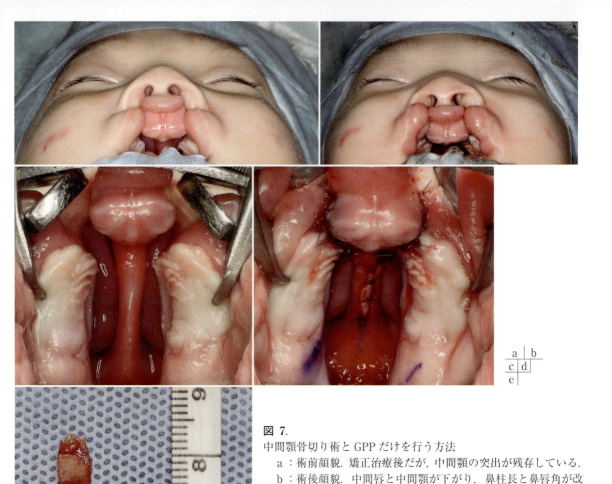

図 7.
中間顎骨切り術と GPP だけを行う方法
　a：術前顔貌．矯正治療後だが，中間顎の突出が残存している．
　b：術後顔貌．中間唇と中間顎が下がり，鼻柱長と鼻唇角が改善している．
　c：術前の口蓋．中間顎の後退は不十分である．
　d：術後後の口蓋
　e：削除された鋤骨

り術と GPP だけを行うことにより，粘膜も温存でき確実に中間顎への血行路を確保することができる．中間顎を下げることにより「鼻柱長」，「鼻唇角」が改善される(図 7)．口蓋が広ければ(硬口蓋後端で 10 mm 以下)中間顎骨切り術と GPP を行い，口蓋が狭ければ(硬口蓋後端で 10 mm を超える)中間顎骨切り術，GPP と口蓋形成術を行うことにより中間顎壊死の可能性が低くなる．

　成長抑制に関しては，顔面骨に影響がないという意見から悪影響を及ぼすということまで多くの報告がある[18]〜[21]．先天的に両側唇裂の側方歯槽弓は後退しているという報告もあり[22]，術後は口唇圧により中間顎はさらに後退することが予想されるために中間顎は下げ過ぎないことが重要である．具体的に言うと「側方歯槽弓の形状に一致させない」こと，すなわち側方歯槽弓の前方部より後方に中間顎を下げないことである．しかし，これらの手技によっても反対咬合は避けられず，就学前の上顎前方牽引術を行うことが多い．矯正治療に対する反応は良好であるが，今後の注意深い経過観察が必要である．

参考文献

1) Latham, R. A., et al.：An extraorally activated expansion appliance for cleft palate infants. Cleft Palate J. **13**：253-261, 1976.
2) Grayson, B. H., et al.：Presurgical nasoalveolar molding in infants with cleft lip and palate. Cleft Palate Craniofac. J. **36**：86-98, 1999.

3) Millard, D. R., et al. : Cleft lip and palate treated by presurgical orthopedics, gingivoperiosteoplasty, and lip adhesion (POPLA) compared with previous lip adhesion method : a preliminary study of serial dental casts. Plast Reconstr Surg. **103** : 1630-1644, 1999.

4) 平川　崇ほか：片側唇顎口蓋裂の術前矯正による治療成績．日口蓋誌．**29**：287-297，2004．

5) Kobayashi, S., et al. : Synchronous premaxillary osteotomy with primary cheiloplasty for bilateral complete cleft lip and palate patients with protrusion and/or torsion of premaxillae. Plast Reconstr Surg Glob Open. 2017 accepted.

6) Kobayashi, S., et al. : Maxillary growth after the use of protraction head gear in conjunction with presurgical orthopedics and gingivoperiosteoplasty for complete bilateral cleft lip and alveolus patients. J Craniofac Surg. **24** : 1679-1684, 2013.

7) Kobayashi, S., et al. : Maxillary growth after maxillary protraction appliance in conjunction with pre-surgical orthopedics, gingivoperiosteoplasty and Furlow palatoplasty for complete bilateral cleft lip and palate patients with protruded premaxilla. J Plast Reconstr Aesthet Surg. **68** : 758-763, 2015.

8) 小林眞司：【口唇裂初回手術―最近の術式とその中期的結果―】両側口唇裂初回口唇形成術・外鼻形成術 術前矯正を組み合わせた両側口唇裂初回手術．PEPARS．**89**：80-89，2014．

9) 小林眞司：胎児診断から始まる口唇口蓋裂．メジカルビュー，2010．

10) Brouns, J., et al. : Osteotomy of the premaxilla. J Maxillofac Surg. **8** : 182-186, 1980.

11) Freihofer, H., et al. : Early secondary osteotomystabilization of the premaxilla in bilateral clefts. J Craniomaxillofac Surg. **19** : 2-6, 1991.

12) Narayanan, R. K., et al. : Synchronous palatal closure and premaxillary setback in older children with bilateral complete cleft of lip and palate. Plast Reconstr Surg. **117** : 527-531, 2006.

13) Scott, J. K., et al. : Premaxillary osteotomy and guided tissue regeneration in secondary bone grafting in children with bilateral cleft lip and palate. Cleft Palate Craniofac J. **44** : 469-475, 2007.

14) Murthy, J. : Primary bilateral cleft lip repair with management of premaxilla without preoperative orthopedics. J Craniofac Surg. **20** : 1719-1722, 2009.

15) Fakih-Gomez, N., et al. : Repair of complete bilateral cleft lip with severely protruding premaxilla performing a premaxillary setback and vomerine ostectomy in one stage surgery. Med Oral Patol Oral Cir Bucal. **20** : e500-e507, 2015.

16) Vyas, R. M., et al. : Primary premaxillary setback and repair of bilateral complete cleft lip : indications, technique, and outcomes. Cleft Palate Craniofac J. **53** : 302-308, 2016.

17) Padwa, B., et al. : Children with repaired bilateral cleft lip/palate : effect of age at premaxillary osteotomy on facial growth. J Plast Reconstr Surg. **104** : 1261-1269, 1999.

18) Vargervik, K. : Growth characteristics of the premaxilla and orthodontic treatment principles in bilateral cleft lip and palate. Cleft Palate J. **20** : 289-302, 1983.

19) Friede, H., Pruzansky, S. : Long-term effects of premaxillary setback on facial skeletal profile in complete bilateral cleft lip and palate. Cleft Palate J. **22** : 97-105, 1985.

20) Mulliken, J. B., et al. : Repair of bilateral cleft lip : review, revisions, and reflections. J Craniofac Surg. **14** : 609-620, 2003.

21) Mulliken, J. B. : Repair of bilateral cleft lip and its variants. Indian J Plast Surg. **42** : S79-S90, 2009.

22) Latham, R. A. : Development and structure of the premaxillary deformity in bilateral cleft lip and palate. Br J Plast Surg. **26** : 1-11, 1973.

アトラス

きずのきれいな治し方

改訂第二版
―外傷、褥瘡、足の壊疽からレーザー治療まで―

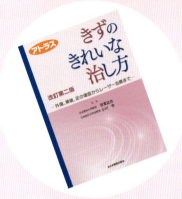

編集／日本医科大学教授　百束比古　　日本医科大学准教授　小川　令
2012年6月発行　オールカラー　B5判　192頁　定価（本体価格5,000円＋税）

「きず」をいかに少なく目立たなくするかをコンセプトとして、
オールカラーアトラス形式はそのままに、**詳細な縫合法、褥瘡、**
瘢痕拘縮など、内容を**大幅ボリュームアップ**して**大改訂！**
「きず」を診る全ての医師、看護師の方々、是非手にお取り下さい！

1．きずの種類と治り方 　　―きれいなきずになるまでの考え方―	12．瘢痕・瘢痕拘縮 　　―整容と機能の両面から―
2．きずの保存的な治し方 　　―消毒剤・外用剤・創傷被覆材の種類と使い方―	13．ケロイドと肥厚性瘢痕 　　―赤く盛り上がったきずあとは何か―
3．手術で治す方法 　　―形成外科の縫い方と皮膚移植―	14．きずから発生する重篤な疾患について 　　―ラップ療法など密閉療法によるものを含めて―
4．顔のきず・その治し方 　　―新しくできた顔のきずの治療で気をつけること―	15．美容目的の異物埋（注）入と傷跡 　　―顔面と乳房―
5．指のきずの治療と管理 　　―指の治療で気をつけること―	16．傷跡のレーザー治療 　　―美容外科ではきずにどう対応するか―
6．慢性創傷と治し方（総論） 　　―古いきずを治すには―	17．スキンケアの実際 　　―皮膚をやさしく扱うには―
7．褥瘡の治療 　　―とこずれをどう治療するか―	18．傷跡のリハビリテーション
8．放射線潰瘍 　　―放射線でできた潰瘍はなぜ治りにくいか―	コラム　陰圧閉鎖療法（VAC療法）―その理論と実際― 　　　　局所皮弁法の新しい波―穿通枝皮弁とプロペラ皮弁―
9．下腿潰瘍 　　―治りにくいのはなぜか、手術はどうやるのか―	切断指、デグロービング・リング損傷の治療 　　　　消毒の誤解・ラップ療法の功罪
10．足の壊疽 　　―治りにくいのはなぜか、 　　　どうやって治療するのか、どこで切断するのか―	再生医療と成長因子の知識 　　　　マゴットセラピーについて 　　　　薄い皮弁による整容的再建 　　　　―皮弁は厚いという常識への挑戦―
11．熱傷・熱傷潰瘍 　　―やけどとその後遺症はどうするか―	産婦人科手術とケロイド 　　　　きれいな刺青の除去

(株)全日本病院出版会

〒113-0033　東京都文京区本郷3-16-4
TEL：03-5689-5989　FAX：03-5689-8030
http://www.zenniti.com

◆特集／成長に寄り添う私の唇裂手術

長期経過を考慮した片側唇裂初回手術

玉田　一敬*

Key Words：口唇裂(cleft lip)，口唇形成(cheiloplasty)，外鼻形成(rhinoplasty)，初回手術(primary repair)，外鼻変形(nasal deformity)

Abstract　口唇口蓋裂のチーム医療は出生から顔面の骨成長終了まで継続する一連の治療である．この間，患者は顔面骨格の著しい変貌を遂げるが，それと同時に心理社会的にも成長を遂げていく．したがって，初回手術においてその後の外鼻の成長障害をもたらすような侵襲は避けるべきであるが，その一方で人格形成期の多感な時期を，醜状を気にかけながら過ごすということも望ましくない．初回手術の持つ意味合いは非常に大きく，左右対称性の獲得と成長障害への懸念の狭間で，バランスのよいプロトコールを立案して診療を行っていく必要がある．筆者は，中期的に安定した結果が得られ，少なくとも就学時までは修正手術を行う必要がないということが重要と考えている．安定した結果の得られにくい外鼻に関しては頭尾側方向で鼻翼基部位置の左右差がないことを必要条件とし，外鼻形成そのものに関しては可能な限り closed approach で手術を行うようにしている．

はじめに

口唇裂は日本人の出生 500～600 人に対して 1 人と比較的頻度の高い先天形態異常である．関連する診療科によるチーム医療の重要性に関しては広く認識され，各治療施設で実践されているが，マネージメント戦略や細かい術式に関しては様々なバリエーションがある．伝統的に行われてきた治療スタイルや医療を取り巻く環境は治療施設ごとに大きく異なるため，全国的な治療方針の標準化が不可欠とは思わないが，それでも各治療施設において一定のコンセプトをもってチーム医療が行われるということは，治療の質を担保するうえで重要である．

本稿では，口唇裂に対する医療は骨成長終了まで継続する医療であるということを念頭に，初回手術で満たしておく必要がある事柄と妥協すべき事柄，あえて手をつけないことが望ましい事項について考察する．また，当院は開院後少しずつ術式とプロトコールを改良している途上であるが，比較的頻度の高い術後変形とそれを避けるための術式やプロトコールの工夫についても現時点での考えを紹介する．

初回手術時期までの管理

他院にて出生後，一旦退院し形成外科の外来を紹介受診した患者に対しては，通常の問診および身体所見の聴取を行った後，腹部・心臓の超音波検査を施行，新生児科医の診察依頼などを行いながら初回口唇外鼻形成術のスケジュールを立てる．一見して健康そうに見える患者に対して，どこまでのリスク評価が必要なのかという点に関しては色々な考え方があると思うが，当院で行った後ろ向きコホート研究によれば，心臓超音波と腹部超音波，採血・心電図・胸部 X 線からなるスクリーニング検査によって全体の 9％の患者が，通常の診察のみでは発見されなかったであろう何らかの合併異常を発見されていた[1]．生後あまり日齢の経たない患者は哺乳のみで良好な睡眠が得ら

---

* Ikkei TAMADA，〒183-8561　府中市武蔵台 2-8-29　東京都立小児総合医療センター形成外科，医長

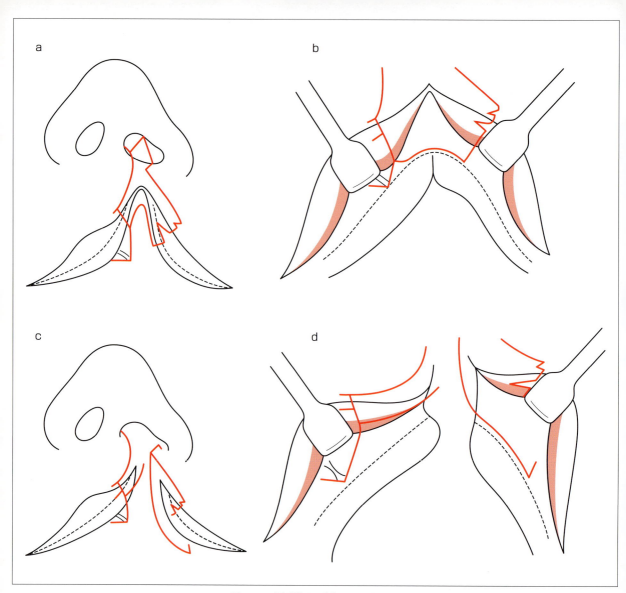

図 1. 口唇裂初回手術のデザイン
a：不完全唇裂に対するデザイン　　b：不完全唇裂に対する口腔内切開
c：完全唇裂に対するデザイン　　　d：完全唇裂に対する口腔内切開

れることも多く，検査に際しての鎮静が容易であるため，放射線被曝のない超音波検査はスクリーニング手段として有効であると考えている．

哺乳不良や遷延性黄疸，低出生体重などの理由で入院を要する患者は，他院より当院新生児科に相談されて NICU あるいは GCU に入院となる．入院となった患者は新生児科医による管理のもと哺乳や呼吸に関する経過観察や治療が行われ，通常その過程で各種画像検査も施行されることになる．

口蓋床の装着が望ましいと判断した場合には，全身状態が比較的安定していることが確認でき次第，矯正歯科に印象採得と口蓋床の作成を依頼する．

初回手術時期について

当院では口唇裂の初回手術は生後 2～3 か月で行うことが多い．より早期に手術を行うこと，より晩期に手術を行うことにはそれぞれメリット・デメリットが存在するが，その詳細について考察

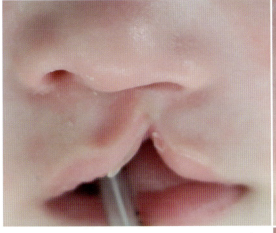
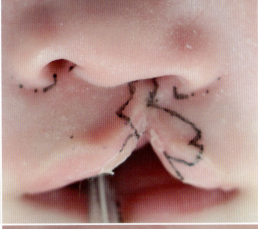
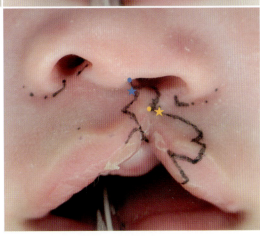

図 2.
デザインの実際
 a：不完全唇裂術前
 b：鼻翼の形態を把握し切開線を描いたところ．小三角弁の挿入部はまだ描かれていない．
 c：星印が内脚隆起基部，丸印は内脚隆起挿入最奥部にあたる．

することは本稿では割愛する．いわゆる「早期手術」ということに関しては，文献的には必ずしもよい結果が得られるというわけではないようであるが[2]，筆者は術前のスクリーニング検査が終了し，問題ない体重増加傾向が確認でき，（あまり月齢が進むとテープを自分で盛んにとってしまうようになるため）術後のテーピングが数か月間安定して行えるような時期として生後 2～3 か月で行っている．Presurgical nasoalveolar molding や唇顎口蓋裂の一期的手術を診療プロトコールに取り入れている施設であれば最適な手術時期も当然変わってくるであろう．

初回手術のデザインについて

筆者は直線に近い縫合線を目指した術式に小三角弁を加えて用いている（図 1）．初回手術で目指すところとしては，
① 中期的に安定した結果が得られ，少なくとも就学時までは修正手術を行う必要がないということ
② 白唇に関しては修正困難な瘢痕を残さないこと
③ 赤唇に関してはキューピット弓の下垂をなるべく避けること
④ 外鼻に関しては劣成長を招かないこと，鼻翼基部の頭尾側方向での下垂をきたさないこと
などを重視して手術を行っている．以下，実際の手順に従ってデザインの詳細について解説する．

まず，デザインを開始するにあたり，筆者は鼻翼基部から内脚隆起にかけての形態再建をキーポイントとして捉えてポイントをうっている．患側の鼻翼溝のラインを点線でプロットし，鼻翼の終わる場所とその形態を実線で捉える．その後用手的に左右の口唇を寄せてシミュレーションを行い，患側の鼻腔底ラインを設定する（図 2）．

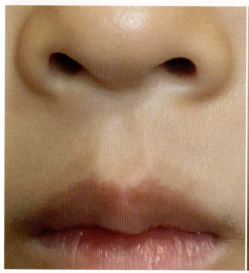
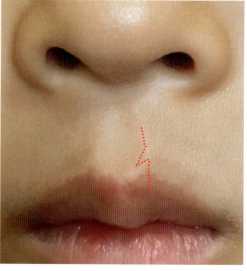

図 3. 小三角弁のイメージ
人中窩の丸みと white skin roll 上縁のラインで作られる三角形を想定している．

　白唇部の切開線のデザインにおいてはキューピット弓の頂点の見極めが重要である．健側のキューピット弓の頂点は形態的に把握しやすいことが多い．キューピット弓の中央となる点も形態的に迷わずに定めることができることが多いが，キューピット弓のカーブが緩やかな個性の症例では上口唇小帯から赤唇の皺を辿ってくると迷わない．健側裂縁におけるキューピット弓の頂点は，中央となる点からの距離が等しくなるように定める．生後 2～3 か月で中点から頂点までの距離が 4 mm を超える症例はあまり存在しないため，明らかに長いような場合にはポイントを再考する．いずれの点も赤唇縁の高さでプロットし，その後 white skin roll を直交する切開線をデザインしておく．

　最も困難なのが患側裂縁でのキューピット弓の頂点の決め方である．White skin roll の消失する場所，dry vermilion の最も幅広い場所，口角からの距離などを参考にして決めるが，用手的に寄せてみて接する点がシミュレーションできるようであれば参考にする．

　White skin roll 直上に三角弁を配置するが，このサイズは 1.5 mm 程度に収まるような大きさで，white skin roll 上縁と人中窩によって形成される三角形に沿うようなイメージでデザインを行っている（図 3）．

　赤唇には Noordhoff の報告した lateral lip triangular vermilion flap[3] を作成して dry vermilion の再建を行い，いわゆる central dry patch が生じないようにする．赤唇形成においてもう 1 つ重要なことはボリュームのコントロールである．一般的に，完全唇顎口蓋裂では患側赤唇が薄く，不完全唇顎裂では患側赤唇が厚くなりやすい．したがって，切開線の部位や角度を症例に応じて適宜調整する必要がある．また，不完全唇顎裂では齦頬移行部に減張切開を行わないが，完全唇顎口蓋裂では減張切開とバックカットを行う（図 1-b, d）．

　白唇は健側では内脚隆起の基部から先に決定した white skin roll 直上の点までを，なるべく白唇組織を温存しながらカーブでつなぐ．患側白唇も同様に内脚隆起基部に相当する点とキューピット弓頂点から white skin roll を直交した点を結ぶ．患側で白唇の短さに難渋することは少ないため，多くの場合直線で結んでいる．白唇切開線が長い場合は，小三角弁移行部を直線的に折れ曲がらずややカーブすることで若干ショートカットする（図 4）．

手術の実際について

①挿管チューブは RAE チューブを，フィルムド

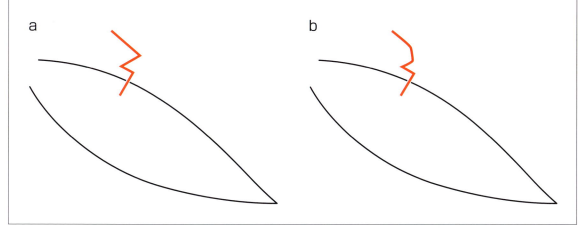

図 4. 切開線の長さの調整
a：患側白唇長が短い場合には直線的に折れ曲がって三角弁に至る．
b：患側白唇長が長い場合には三角弁の手前で少しショートカットする．

レッシング材を用いて下口唇正中に固定する．カフなしの挿管チューブが用いられることも多く，カフがついていても低圧で管理されるためチューブリークから唾液が術野に吹き上げてくることを防ぐ目的で口腔内をガーゼでパッキングする．

②赤唇縁のキューピット弓縫合部に 26 G 針を用いて tattoo を行う．できあがりの鼻柱基部にあたる点を患側白唇に tattoo 追加してもよい．エピネフリン含有 1％キシロカインを生理食塩水で 1/2 の濃度に薄めたものを局注したのちしばらく待って加刀する．

③デザイン通りに皮膚・粘膜切開を行う．通常デザインのラインを全て切開するが，鼻孔縁が邪魔で鼻腔底の切開が行いづらい場合には筋層切開を行った後に鼻腔内の切開を行う．

④筋層を上顎骨から剝離する．健側では鼻翼まで，患側は不完全裂では鼻翼まで，完全裂では口腔前庭の減張切開部位までの剝離を基本とし，用手的に創縁にかかる緊張を確認しつつ進める．最も大事なことは鼻筋の鼻翼部が上顎骨に付着している部位をしっかりと剝離することである．薄い上顎骨を損傷して歯胚を露出させないように注意する必要があるが，筋層の付着を残してしまうと術後鼻翼の頭尾側方向での下垂（下垂）や前後方向での下垂（沈下）の原因となり得るため，骨膜のみが残っている状態を目指して慎重に剝離を行う．

⑤前鼻棘を露出し正中からの変位を評価し，変位が大きい症例では前方をカットして授動し，鼻柱基部正中化の助けとするとともに術後の鼻腔内の不自然な変形を避けるようにする．

⑥次に筋層から口腔粘膜を剝離する．この操作を行わないと口腔前庭の粘膜縫合と筋層再建の縫合の間で不均衡が生じるため必要な操作であるが，赤唇の自由縁付近ではこの操作は不要である．無用な瘢痕を避けるために齦頰移行部側から半分程度の距離を剝離すればよい（図 5-a）．

⑦皮膚と筋層の間の剝離を行う際には左右で皮膚皮下組織の厚みが揃うように意識して剝離を行う．通常健側と患側で皮膚皮下組織の厚みが異なるので意図的に同じ厚さになるように加減する必要がある．皮膚面に水平な剝離面となるよう尖刀の向きに配慮しながら創縁から 2～3 mm の距離を剝離する．

⑧次に患側で鼻筋・上唇鼻翼挙筋群と口輪筋の間を切断する．そのまま鼻筋上から大鼻翼軟骨上の剝離へと続け，鼻柱基部からの剝離とつなげる．この操作は筋層縫合後に大鼻翼軟骨が望ましい位置へ移動してくれることを期待して行うものであるから，なるべく鋭的に行い，皮下に索状物を残さないよう確実に行う．

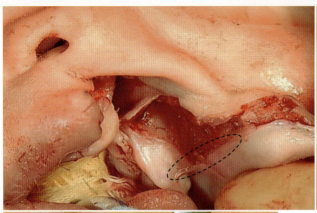
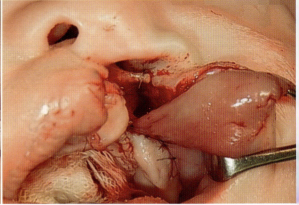
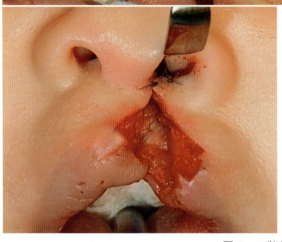

図 5. 口腔前庭部での粘膜の剝離
a：点線で囲んだ部分を剝離する．
b：粘膜縫合の最も頭側の位置と，筋層縫合の始まりの位置が一致するように縫合する．
c：口腔粘膜と鼻腔粘膜の縫合後，筋層縫合前の状態

⑨剝離が終了したら口腔内と鼻腔底の縫合を行う．口腔内の最も奥から縫合を始め，術後の赤唇下垂を予防すべく齦頬移行部付近の骨膜にアンカリングしながら縫合する．筆者は齦頬移行部の縫合が終了した時点で鼻腔内の縫合を行い，その後口腔内口唇粘膜の縫合に移っている．口腔粘膜は伸展性に富むため如何様にも縫えてしまうが，口唇粘膜同士の縫合の一番高い（頭側）部分が，減張切開の有無によらず口輪筋の一番高い部分と一致することを基準としてずらし縫いを調整するとよい（図 5-b, c）．
⑩筋層縫合は頭側より始める．筋束の鼻筋・上唇鼻翼挙筋群を鼻柱基部が正中化されることを確認しながら，やや頭側よりの対側筋群に縫合する．口輪筋同士の縫合ではなるべく人中稜に似た皮膚の高まりが形成されるようにするため，先に行った皮膚剝離の最奥点が，縫合針の刺入出点となるように運針することで皮膚の余剰をつくるようにしている．尾側では赤唇縁まで筋層縫合を行う．
⑪皮膚縫合は先に述べたようになるべく人中稜に一致した皮膚の余剰をつくりたいが，本稿で紹介したデザインは内脚隆起周辺に皮膚の余剰が多くなる傾向がある．余剰が多すぎる場合にはトリミングを行い（26 G 針を用いると自由縁での直線的なトリミングが楽に行える：図 6），真皮縫合を行う．真皮縫合は運針のスペースが少なく困難なことが多いので，縫合針の背側で創縁の皮膚を傷めることがないようやや斜め気味に運針し，3〜4 針にとどめている．皮膚縫合は鼻腔内と小三角弁付近などの重要な部位のみ行う．
⑫最後に鼻孔縁形態を評価し，鼻孔上縁の高さが

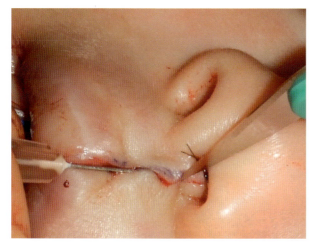

図 6. 鼻柱基部での白唇のトリミング
26 G 針を用いることで，鑷子などでつまむよりも繊細で直線的な皮膚のトリミングが可能となる．

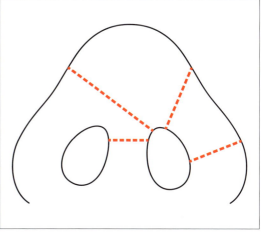

図 7. 外鼻に皮膚切開を行わない場合の縫合糸の固定方向

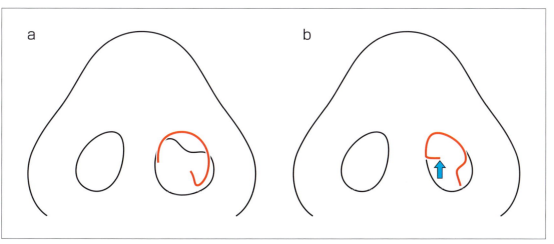

図 8. 外鼻に皮膚切開を要する場合
a：Reverse-U にバックカットを加えた切開
b：大鼻翼軟骨とその lining の内側移動により皮膚の余剰が生じた場合は矢印の位置で dog ear を切除する．

揃っているようであれば皮膚切開は行わず，大鼻翼軟骨の位置と形態の保持，死腔の圧迫を目的に 5-0 PDS®で 3~4 針程度縫合を行うのみとする(図 7)．鼻孔上縁の高さに明らかに左右差がある場合にはそもそもの皮膚の量が制限要素となっていると判断して鼻孔縁切開や Reverse-U 切開[4]から直接左右大鼻翼軟骨の縫合を行う．非吸収糸による上方への吊り上げは行わない．大鼻翼軟骨の内側移動に伴って lining 皮膚に余剰が生じることがあるので dog ear として処理する(図 8)．術後はシリコンリテイナーを挿入し，退院後も口唇テーピングと共に 4~5 か月を目安に継続する．

考　察

口唇口蓋裂のチーム医療は出生から少なくとも顔面の骨成長終了まで継続する一連の治療である．この間患者の顔面骨格は著しい変貌を遂げるが，それと同時に心理社会的にも様々な成長を遂げていくということを忘れてはならない．例えば

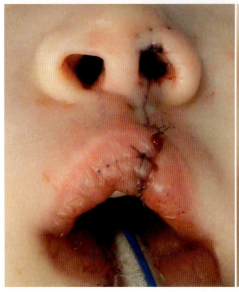
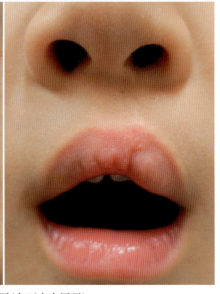

図 9. 術後の赤唇肥厚（左不完全唇裂）
a：初回手術終了直後
b：修正なしで術後 8 年．成長に伴って赤唇粘膜の余剰がやや目につくようになった．

初回手術での過剰な侵襲が原因となって外鼻の成長障害をもたらすようなことは当然避けるべきであるが，その一方で「土台となる骨格に対する治療が終了してから軟部組織の修整を行うべき」とはいっても人格形成期の多感な時期を，醜状を気にかけながら過ごすということも避けるべきであるし，修正希望のある患者に手術を待ってもらうのであれば，待った分だけの，より優れた治療結果を出せるということは大前提であろう．そのような観点から，やはり「患児の成長に寄り添うために」初回手術の持つ意味合いは非常に大きいと言わざるを得ない．現時点で筆者の考える初回手術での達成目標について述べる．

【赤　唇】

キューピット弓に関してはまず粘膜のズレを避けることが重要である．外来の診察で見誤りようがないと思っていた症例でも，全身麻酔下に無影灯の下で見ると意外と赤唇縁がわかりにくくなることがあるので慎重に行う．

術後の経過によってキューピット弓は挙上するような変形をきたすことも下垂変形をきたすこともある．挙上変形に対しては瘢痕を切除し，皮弁を挿入したり Rose-Thompson 効果を用いたりすることで下げることができる．下垂に関しては鼻翼基部の下垂に主たる原因があるような場合には鼻翼基部の修整で改善することができるし，純粋に白唇長が長い場合にはキューピット弓上の皮膚を三日月状に切除すれば挙上させることができる．仕上がりの瘢痕のラインを考えるとあまり横方向の瘢痕を作りたくないので，キューピット弓の挙上と下垂とではどちらかというと下垂を避けるように注意したい．

患側の dry vermilion の組織は，この初回手術で用いなければその後増やすことは困難であるため，初回手術の時点でできる限り dry vermilion を再建しておく必要がある．健側の dry vermilion にそれなりの幅がある症例では Z 形成術などによって red line を合わせてもよいが，通常 triangular vermilion flap を使用するのが無難である．

赤唇の厚みに関しては，縫合部における一過性の肥厚性瘢痕を除いて，ボリュームが継時的に減少していくということはほとんどなく，むしろ成長に伴って目につくようになってくる（図 9）．したがって特に不完全例においては切開線の取り方，口腔粘膜の縫合方法に留意して左右対称を目

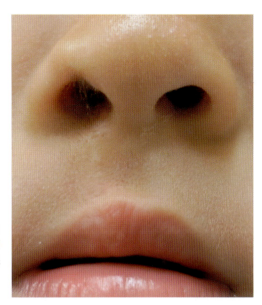

図 10.
外鼻に皮膚切開を行った症例
術後 3 年の時点で全体としては概ね良好であるが，鼻腔縁に切開線の瘢痕が見えており，鼻毛が濃くなっており若干目立つ．

指す．症例によっては横方向の組織切除を併用しなければどうしても初回手術時に形態を整えることができないような場合もあり，そのような場合にはあまり横に長い瘢痕が生じないようにしつつ自由縁付近で切除している．一方で，赤唇の厚みの調整は比較的侵襲の少ない修正術で安定した結果を出せるため，多少であれば厚みを許容してもよいとも考えている．

赤唇結節に組織が不足すると安静時に前歯が見えてしまうため，なるべく避けたい変形である．健側裂縁粘膜の切開方法や筋層縫合・粘膜縫合の手技によって基本的に避けることができる変形と思われるが，術前の組織量がどうしても不足しているような症例では初回手術でＶＹ形成術による赤唇結節形成[5]を行うのもよい．

【白　唇】

現在各治療施設で採用されているデザインは多種多様であり，誌面の都合上それらの一つ一つに関してここに論ずることは避けるが，どの報告を見ても良好な例として紹介されている症例はやはり良好であり，「劣っている」術式はないようにすら思える．であればこそ，経過が何らかの事情で思わしくなかった時に修正が容易であるように，組織の犠牲が少なくあまり複雑でない切開線が望ましいと考えている．

【外　鼻】

外鼻の左右対称性を中長期的に獲得するということは唇裂初回手術の要素の中で最も難しいと言っても過言ではない．初回手術で外鼻形成をどの程度行うのかということに関してこれまでに多くの議論が重ねられてきたが，結論を見ることのないまま時代の趨勢を見てきただけのように感じている．

筆者は，以前は全症例に外鼻切開を用いた鼻軟骨処置を行っていたが，必ずしも結果が安定しないことに加えて，術後切開線が見えたり鼻毛が目立ったりする症例を散見したため(図10)，現在はまず創縁からの皮下剥離のみを行い，口唇形成後に鼻孔上縁の高さがどうしても揃わない症例に対してのみ皮膚切開を行っている．最終的な外鼻修正をなるべく中学生以降とし，それまでの心理社会的負担を最小限に抑えるというのが現在の我々のコンセプトである．

初回手術時のエンドポイントとしては over-correction が望ましいとする報告[6)7)]があり，自施設の経験でも術直後に左右対称であった症例はその後，後戻りする傾向にあった．Open approach と closed approach で結果に有意な差はないとする報告[8]もあるため，closed approach で over-correction を達成することが今後の課題であると考えている．

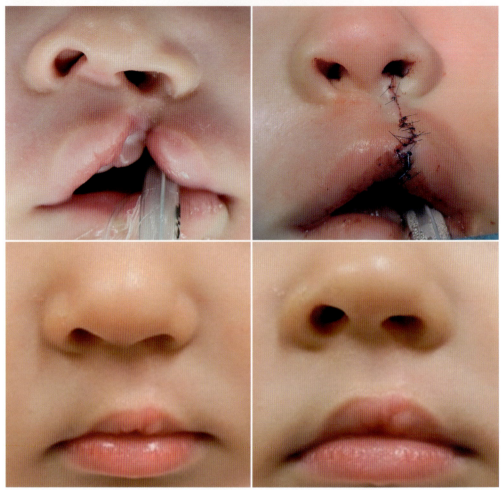

図 11. 筆者が許容範囲内と考える症例（左不完全唇顎裂）
a：術前の状態
b：手術終了直後．外鼻形成は皮膚切開を行っていない．
c：術後 8 か月の正面視で鼻腔の変形はさほど目立たず，赤唇にやや肥厚があるが全体のバランスは良好である．
d：見上げると鼻孔上縁の高さに左右差があることは明らかであるが，鼻腔の大きさや形態はそれなりに揃っており，鼻翼位置も問題ない．

a	b
c	d

　最後に，現時点で考える「許容範囲内」の症例を提示する（図 11）．成長への影響と左右対称性の獲得の狭間でどのような治療方針をとるのか，現時点での我々のプロトコールの妥当性を今後長期的に検討していく必要があると考えている．

参考文献

1) 玉田一敬ほか：口唇裂初回手術の術前スクリーニング検査に関する検討．日口蓋誌．40：207-212, 2015.
   Summary　著者の施設において口唇裂初回手術を行った全 133 症例中，18 例が体表形態異常以外の合併異常を有していた．そのうち 9 例はスクリーニング検査によって初めて診断可能であったと思われる合併異常であった．
2) Goodacre, T. E., et al.：Does repairing a cleft lip neonatally have any effect on the longer-term attractiveness of the repair?. Cleft Palate Craniofac J. 41：603-608, 2004.
   Summary　英国の NHS 施設で行われた randomized control study．生後 4 日の早期手術と生後 104 日の待機的手術群の間で術後の顔貌に有意な差は見られなかったとしている．
3) Noordhoff, M. S.：Reconstruction of vermilion in

unilateral and bilateral cleft lips. Plast Reconstr Surg. **73**：52-61, 1984.
Summary　片側と両側の唇裂初回手術時の赤唇再建について述べており，white skin roll と red line の幅が人中稜の部位で最も広くなるように再建すべきとしている．

4) Nakajima, T., et al.：Refinement of the "reverse-U" incision for the repair of cleft lip nose deformity. Br J Plast Surg. **39**：345-351, 1986.

5) Tamada, I., et al.：V-Y advancement labial tubercle plasty for primary unilateral cleft lip repair. J Plast Reconstr Aesthet Surg. **62**：150-152, 2009.
Summary　片側唇裂初回手術時の赤唇結節形成術式．

6) Chang, C. S., et al.：Long-term comparison of four techniques for obtaining nasal symmetry in unilateral complete cleft lip patients：a single surgeon's experience. Plast Reconstr Surg. **126**：1276-1284, 2010.

7) Lonic, D., et al.：Primary overcorrection of the unilateral cleft nasal deformity：quantifying the results. Ann Plast Surg. **77**：S25-S29, 2016.
Summary　文献 6,7 ともに Chang Gung Memorial Hospital からの後方視的観察研究．それぞれ別グループからの報告であるがいずれも初回手術時の外鼻 over-correction の重要性を指摘していることが興味深い．

8) Marimuthu, M., et al.：Open versus closed rhinoplasty with primary cheiloplasty：a comparative study. J Maxillofac Oral Surg. **12**：289-296, 2013.
Summary　サンプルサイズの限界があるものの，ランダム化比較試験によって口唇裂初回手術時の open rhinoplasty と closed rhinoplasty の間で結果に有意差が見られないことを示した報告．

好評増刷

カラーアトラス 爪の診療実践ガイド

●編集　安木　良博（昭和大学/東京都立大塚病院）
　　　　田村　敦志（伊勢崎市民病院）

目で見る本で臨床診断力がアップ！

爪の基本から日常の診療に役立つ処置のテクニック、写真記録の撮り方まで、皮膚科、整形外科、形成外科のエキスパートが豊富な図・写真とともに詳述！
必読、必見の一書です！

2016年10月発売　オールカラー
定価（本体価格 7,200 円＋税）　B5判　202頁

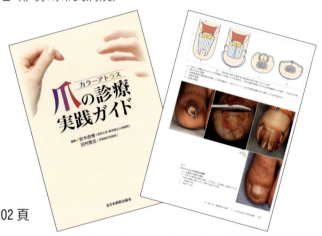

目次

I章　押さえておきたい爪の基本
＜解剖＞
1．爪部の局所解剖

＜十爪十色―特徴を知る―＞
2．小児の爪の正常と異常
　　―成人と比較して診療上知っておくべき諸注意―
3．中高年の爪に診られる変化
　　―履物の影響、生活習慣に関与する変化、ひろく爪と靴の問題を含めて―
4．手指と足趾の爪の機能的差異と対処の実際
5．爪の変色と疾患
　　―爪部母斑と爪部メラノーマとの鑑別も含めて―

＜必要な検査・撮るべき画像＞
6．爪部疾患の画像検査
　　―X線、CT、エコー、MRI、ダーモスコピー―
7．爪疾患の写真記録について―解説と注意点―

II章　診療の実際―処置のコツとテクニック―
8．爪疾患の外用療法
9．爪真菌症の治療
10．爪部外傷の対処および手術による再建
11．爪の切り方を含めたネイル・ケアの実際
12．腎透析と爪
13．爪甲剥離症と爪甲層状分裂症などの後天性爪甲異常の病態と対応

―＜陥入爪の治療方針に関する debate＞―
14．症例により外科的操作が必要と考える立場から
15．陥入爪の保存的治療：いかなる場合も保存的治療法のみで、外科的処置は不適と考える立場から

16．陥入爪、過彎曲爪の治療：フェノール法を含めた外科的治療
17．爪部の手術療法
18．爪囲のウイルス感染症
19．爪囲、爪部の細菌感染症
20．爪甲肥厚、爪甲鉤彎症の病態と対処

III章　診療に役立つ＋αの知識
21．悪性腫瘍を含めて爪部腫瘍の対処の実際
　　―どういう所見があれば、腫瘍性疾患を考慮するか―

コラム
A．本邦と欧米諸国での生活習慣の差異が爪に及ぼす影響
B．爪疾患はどの臨床科に受診すればよいか？
C．ニッパー型爪切りに関する話題

全日本病院出版会

〒113-0033　東京都文京区本郷 3-16-4　Tel:03-5689-5989
http://www.zenniti.com　Fax:03-5689-8030

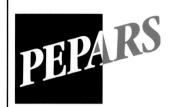

◆特集／成長に寄り添う私の唇裂手術
就学前の口唇外鼻手術

杠 俊介*

Key Words：口唇裂(cleft lip)，就学前(pre-school)，修正(revision)，外科(surgical)，鼻(nose)，口唇(lip)

Abstract 心と体が大きく成長する学童期を前にして，口唇裂患児の健全な学校生活を守るため，就学前の時期に，口唇外鼻の目立つ傷跡や左右非対称，ランドマークのずれ，不自然な赤唇，明白な短縮鼻柱や平坦鼻尖は修正すべきである．その際に，できるだけ小さな外科侵襲の手技を各症例に合わせて最小限組み合わせて，成長への影響を回避しなければならない．両側完全裂のほぼ全症例，片側完全裂の約半数の症例でこの時期の修正が必要となり，青年期になり治療が終了するまでにほぼ全症例で口唇外鼻には大小様々な外科修正が行われるのが現状である．顎裂部骨移植を就学前に口唇外鼻の修正と同時に行えば，学童期には手術治療を受ける必要がなくなり歯科矯正治療を受けるのみとなる．患児の普通の学校および日常生活を支えるため，一通りの口唇裂口蓋裂に対する手術治療を就学前に一旦終了させることを目指すべきである．

はじめに

小中学校の就学期，いわゆる学童期は，多くを学び，社会性を身につけ，身体も著しく成長する．小児の成長過程において，心と体が青年期に向けて劇的に変化する時期である．就学前の口唇裂修正手術の目標は，この学童期の多方面における成長を口唇裂という疾患による外観の問題やその治療のために妨げることなく，健全な学校生活を含めた日常生活を送れるようにすることにある．

学童期は，口唇口蓋裂児に限らず一般的な歯科矯正治療を通院で行う時期である．この時期に入院を要するような手術治療はできる限り避けるべきであろう．就学前の手術治療は，学童期の手術治療をできれば回避し，かつその治療により顔面骨格成長を抑制することがないような手技でなければならない．

今回，就学前における唇裂口唇外鼻修正手術に関して，我々の頻用する手技や，その結果について症例を提示しながら記述し考察する．

口唇口蓋裂における就学前の問題点

就学前の時点では，ほぼすべての症例で，口唇と外鼻に関して一度手術治療が行われている．また，口蓋裂に関する治療も，手術治療と構音訓練などの治療が患児に特別な問題がない場合には完成に近い状態となっていることが多い．この時期に残存した問題点は，顎裂とそれに伴う異常咬合，および口唇外鼻の残存変形である．

就学時に残存した口唇外鼻の変形を片側裂と両側裂に分けて表1に挙げる．

---

* Shunsuke YUZURIHA, 〒390-8621 松本市旭3-1-1 信州大学医学部形成再建外科学教室，教授

表 1. 就学時に残存した口唇外鼻の変形

口唇の変形	外鼻の変形
<片側裂> 1） 手術瘢痕 2） 厚さの左右差 3） 赤唇縁でのずれ 4） キューピット弓頂点高さの左右差 5） 赤唇瘢痕による段差 6） 赤唇への口唇粘膜の張り出し 7） 披裂側口唇自由縁の陥凹あるいは膨隆	<片側裂> 1） 鼻孔鼻翼サイズの左右差 2） 鼻孔鼻翼形態の左右差 3） 鼻翼基部位置の左右差 4） 鼻柱傾斜 5） 鼻柱基部位置の非披裂側への転位 6） 丸い鼻尖 7） 外側に広がった梨状口縁 8） 鼻中隔弯曲症
<両側裂> 1） 手術瘢痕 2） 幅広い人中 3） 人中の膨隆 4） 不自然なキューピット弓 5） 赤唇縁のずれ 6） 口笛変形	<両側裂> 1） 短縮鼻柱 2） 幅広い鼻柱 3） 平坦な鼻尖 4） 広い鼻幅 5） 広がった鼻翼基部 6） 外側に広がった梨状口縁

実際の症例と個々の変形への手術治療

就学前の時点で表1の問題点を有した口唇裂症例を実際に提示しながら，それぞれの変形に対する手術による対策法を述べる．

症例1（図1〜3）：5歳，女児．右唇顎裂

他国での初回手術（おそらくミラード法）を受けた後に来日し，当院を受診した．

幅広く肥厚して目立つとともに位置にも問題のある手術瘢痕，口唇の厚さの左右差，披裂側キューピット弓頂点の挙上，赤唇の段差，鼻孔や鼻翼基部の左右差，鼻柱傾斜など，表1の片側裂の変形をすべて複合して有していた（図1）．

マイナーフォーム片側口唇裂に準じて初回口唇外鼻形成術を行った[1]（図2）．披裂側鼻前庭には耳甲介複合組織移植を行い，鼻腔内ライニングを足して右鼻翼とドームの挙上を図った[2]．

その後，顎裂部へ腸骨海綿骨移植術を行った．12歳の時点で，目立つ変形はなく，歯科矯正治療のみ進行中である（図3）．

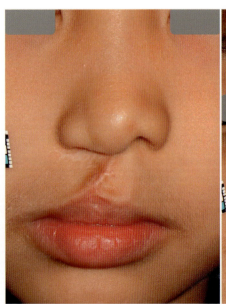 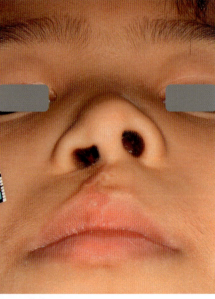

図 1.
片側裂口唇外鼻複合変形
【症例1】5歳，女児．右唇顎裂
　a：正面像
　b：あおり像

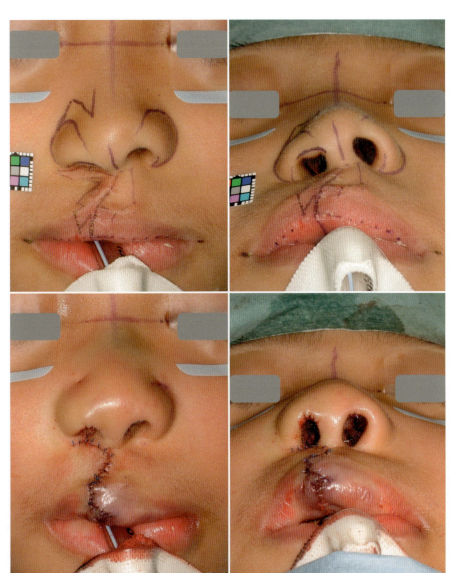

図 2.
初回口唇外鼻形成術に準じた
全修正術
【症例1】5歳，術式
　a：切開線（正面）
　b：切開線（あおり）
　c：手術直後（正面）
　d：手術直後（あおり）

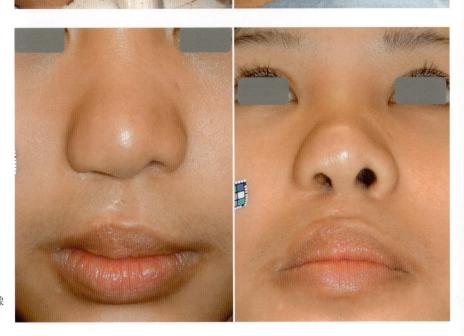

図 3.
術後7年
【症例1】12歳
　a：正面像
　b：あおり像

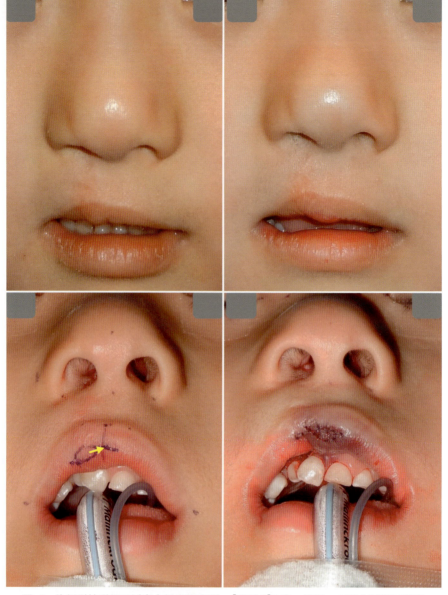

図 4. 片側裂披裂側口唇自由縁膨隆変形. 【症例 2】5 歳, 男児. 右完全唇顎口蓋裂
　a：術前
　b：術後 2 年, 7 歳
　c：皮下茎島状赤唇弁の作図. 島状赤唇弁を正中まで前進移動（黄色→）する.
　d：皮下茎島状赤唇弁手術直後

症例 2（図 4）：5 歳, 男児. 右完全唇顎口蓋裂
　当院での初回手術[3)4)]の後に披裂側口唇自由縁に膨隆変形を起こした[5)]（図 4-a）.
　披裂側の膨隆を島状皮下茎赤唇弁として, 正中まで VY 前進移動した（図 4-c, d）. この膨隆の移動により, 上唇結節を作成した. 同時に顎裂部骨移植も行った.
　7 歳の時点で, 口唇自由縁の膨隆は正中に移動されており, 自然な上唇結節を形成することができた（図 4-b）.

症例 3（図 5）：5 歳, 男児. 両側完全唇顎口蓋裂
　当院での初回手術[6)]の後, 上口唇正中のボ

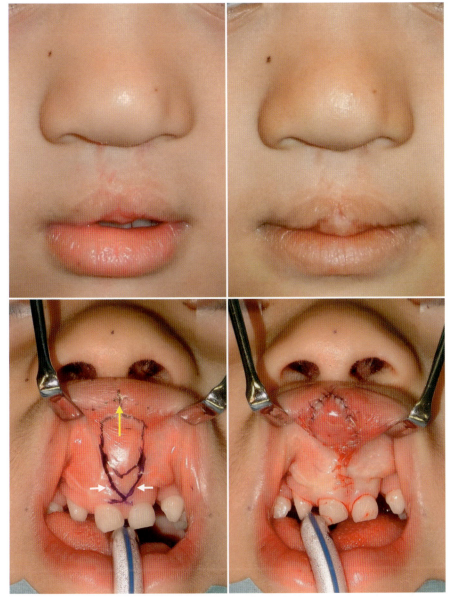

図 5. 両側裂口唇自由縁口笛変形.【症例 3】5 歳,男児.両側完全唇顎口蓋裂
a:術前
b:術後 1 年,6 歳
c:粘膜下茎島状粘膜弁の作図.島状粘膜弁を口腔前庭から自由縁まで前進移動(黄色↑)する.ボリュームを上唇結節にしながら,口腔前庭(白→)を深くする.
d:粘膜下茎島状粘膜弁手術直後.

リュームが不足し,口笛変形をきたしていた(図5-a).

上口唇口腔前庭側の正中に中央唇由来の赤唇粘膜組織が膨隆して残してあったため,その膨隆を,島状粘膜下茎粘膜弁として,自由縁を越えて表面側まで VY 前進移動した(図 5-c,d).この膨隆の移動により,上唇結節が作成されるとともに口唇自由縁の横方向に余裕ができ,さらに口腔前庭を深くすることができた.

6 歳の時点で,十分なボリュームの上唇結節を形成することができた(図 5-b).

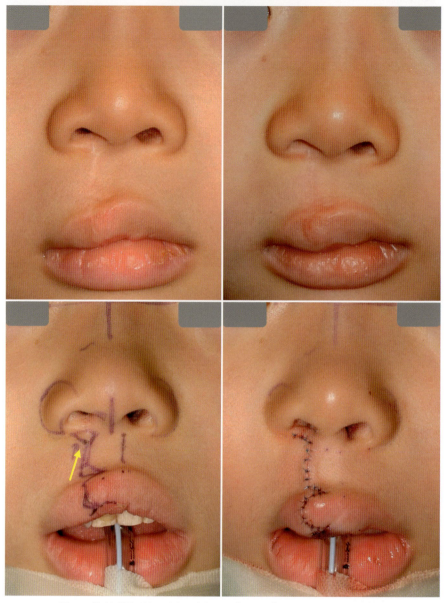

図 6. 片側裂披裂側口唇下垂変形.【症例 4】5 歳,男児.右唇顎裂
a:術前
b:術後 1 年,6 歳
c:披裂測口唇全体を短縮挙上(黄色↑)する W 形成.皮膚表面のみならず,口輪筋と口唇粘膜全体を組み直す.
d:口唇修正術直後

症例 4(図 6):5 歳,男児.右唇顎裂
　他院での初回手術の後,転居により当院を受診した.披裂側上口唇の縦長さが長く下垂変形を認めた[7](図 6-a).
　口唇瘢痕を切除しながら,披裂側口唇全体を縦方向に短縮し挙上する W 形成を行った(図 6-c,

d).この W 形成では,皮膚表面のみならず,口輪筋と口唇粘膜を含めた披裂側の上口唇全体を頭側に移動して,組み直して縫合した.同時に顎裂部骨移植も行った.
　6 歳の時点で,披裂側上口唇の下垂は改善できた(図 6-b).

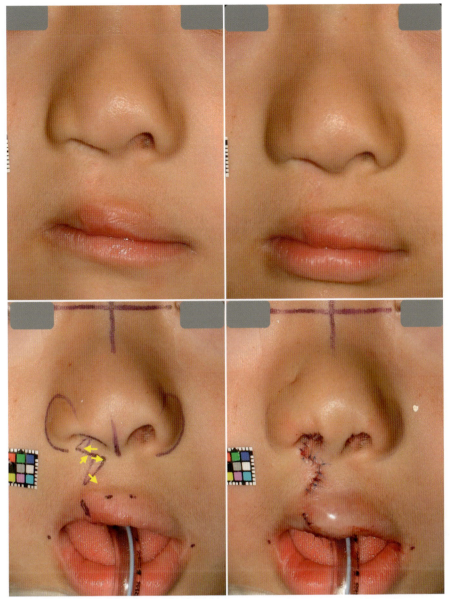

図 7. 片側裂披裂側口唇挙上変形．【症例 5】5 歳，男児．右完全唇顎口蓋裂
a：術前
b：術後 1 年，6 歳
c：披裂側口唇全体を延長し下げながら，披裂測鼻孔底幅を狭める W 形成（黄色
　→）．皮膚表面のみならず，口輪筋と口唇粘膜全体を組み直す．
d：口唇修正術直後

症例 5（図 7）：5 歳，男児．右完全唇顎口蓋裂

当院での初回手術の後に，披裂側上口唇の縦長さが短く披裂側キューピット弓頂点と口角の挙上を認めた（図 7-a）．

口唇瘢痕を切除しながら，披裂側口唇全体を縦方向に延長し下げ，さらに横幅が広い披裂側鼻孔底を短縮する W 形成を行った（図 7-c，d）．この W 形成では，皮膚表面のみならず，口輪筋と口唇粘膜を含めた披裂側の上口唇全層を組み直して縫合した．同時に顎裂部骨移植も行った．

6 歳の時点で，披裂側上口唇の挙上は改善できた（図 7-b）．

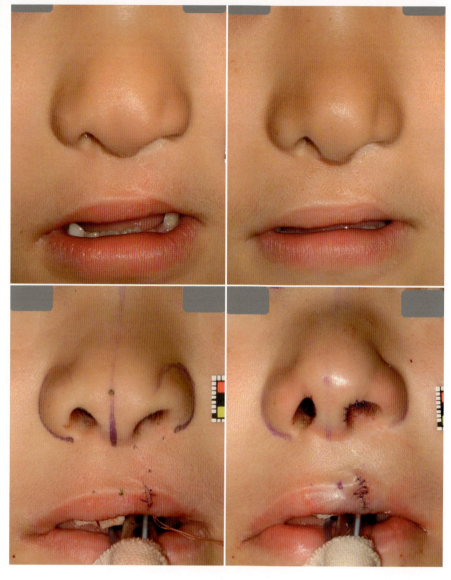

図 8.
片側裂披裂側赤唇縫合線段差.
【症例6】5歳, 女児. 左完全唇顎口蓋裂
　a：術前
　b：術後3年, 8歳
　c：赤唇段差を引き起こしている瘢痕切除とキューピット弓頂点を挙上鮮明化するZ形成
　d：修正術直後

症例6（図8〜10）：5歳, 女児, 左完全唇顎口蓋裂

　当院で初回手術を行った．赤唇の披裂縫合線で段差を生じており，赤唇縁のキューピット弓頂点での連続性にも不整を認めた（図8-a）．外鼻には，鼻孔形態に左右差があり，鼻柱の軽度傾斜を認め，および丸い鼻尖を生じていた（図9-a）．さらに，梨状口縁は両側ともやや広がり気味で，鼻中隔弯曲症も認めた．やや広めの顎裂が残存していた（図10-a）．

　赤唇から赤唇縁にかけての瘢痕を切除し，縦方向の線状段差をとり，キューピット弓頂点をドッグイヤーで鮮明化させるようZ形成を行った（図8-c, d）．披裂側鼻孔辺縁および非披裂側鼻孔縁軟骨下切開から両側の大鼻翼軟骨上を剥離し，ドーム間縫合を行った[8]（図9-c, d）．さらに，顎裂部腸骨海綿骨移植を行った（図10-c, d）．梨状口縁と鼻中隔に関しては手術的治療介入を行わなかった．

　8歳の時点で，披裂側赤唇の段差は目立たなくなり，披裂側キューピット弓頂点での赤唇縁の自然な連続性も得られた（図8-b）．鼻孔形態の左右差と鼻柱傾斜は改善されており，自然な細さと高さの鼻尖を得ることができた（図9-b）．12歳の時点で，マルチブラケットを装着しての動的歯科矯正治療はこれからであるが，顎裂部には顎堤が形成されている（図10-b）．

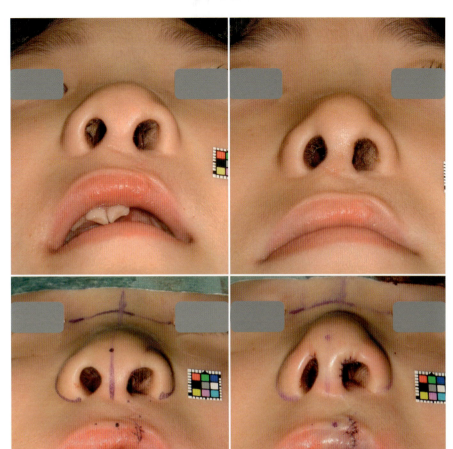

図 9.
片側裂鼻孔非対称および丸い鼻尖変形
【症例6】5歳，女児．左完全唇顎口蓋裂
　a：術前
　b：術後3年，8歳
　c：披裂側鼻孔辺縁および非披裂側鼻孔縁軟骨下切開からドーム間縫合
　d：修正術直後

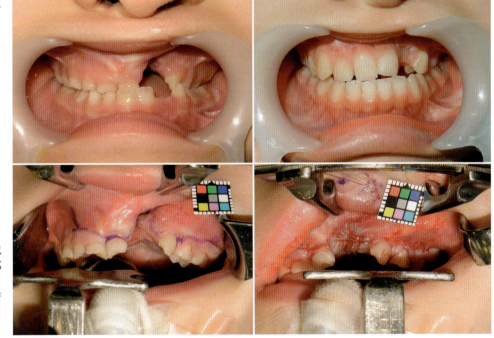

a：術前
b：術後7年，12歳
c：5歳時の顎裂部骨移植術作図
d：顎裂部骨移植術直後

▲図 10．片側裂顎裂．【症例6】5歳，女児．左完全唇顎口蓋裂

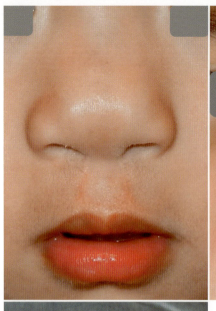
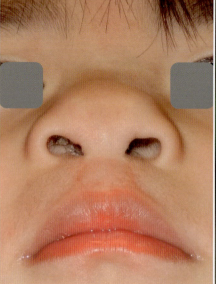
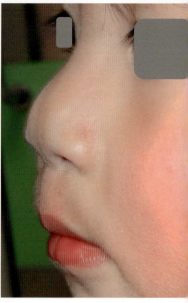
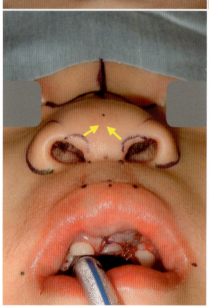

図 11-a～d. 両側裂短縮鼻柱変形.【症例 7】5 歳, 女児. 両側完全唇顎口蓋裂
　a～c：術前
　d：両側逆 U 鼻孔切開からドーム間縫合(黄色→)

症例 7(図 11)：5 歳, 女児. 両側完全唇顎口蓋裂 当院で初回手術を行った. 短縮して幅広い鼻柱, 広い鼻幅, 丸い鼻尖, および外側に広がった梨状口縁を認めた(図 11-a～c).

両側逆 U 鼻孔切開[9]から両側の大鼻翼軟骨上を剝離し, ドーム間縫合を行い, 鼻柱を細くしながら延長し, 鼻尖を細くした(図 11-d～f). 同時に左顎裂部骨移植を行った. 広がった梨状口縁に関しては手術的治療介入を行わなかった. 6 か月後に右顎裂部骨移植を行った.

7 歳の時点で, 鼻柱は術前よりは延長でき鼻尖もやや細く高くできたが, 依然として, 鼻柱の幅は大きめで, 鼻幅も広い傾向がある(図 11-g～i).

症例 8(図 12)：5 歳, 女児. 両側完全唇顎口蓋裂 当院で初回手術を行った. 短縮して幅広い鼻柱, 広い鼻幅, 平坦な鼻尖, および外側に広がった梨

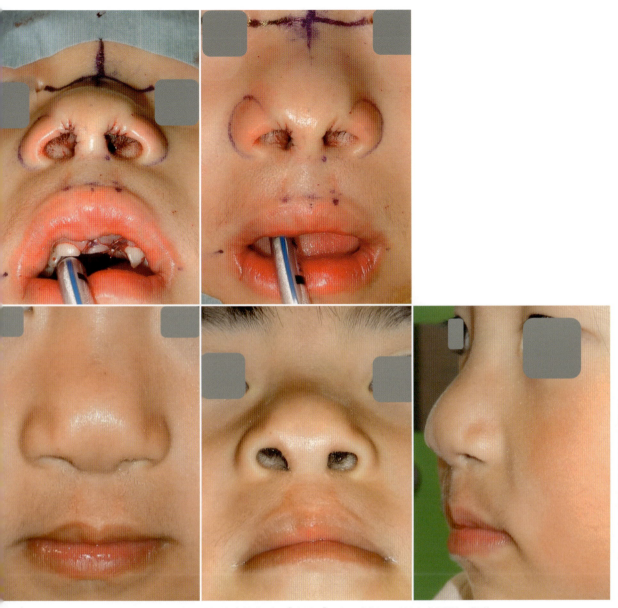

図 11-e〜i. 両側裂短縮鼻柱変形.【症例7】5歳,女児.両側完全唇顎口蓋裂
e:修正術直後あおり像
f:修正術直後正面像
g〜i:術後12か月,7歳

状口縁を認めた(図12-a〜c).

両側逆U鼻孔切開から両側の大鼻翼軟骨上を剥離し,ドーム間縫合を行い,鼻柱を細くしながら延長し,鼻尖を細くした上に左耳甲介から採取した耳介軟骨を4枚重ねて移植した[10](図12-d〜f).同時に左顎裂部骨移植を行った.広がった梨状口縁に関しては手術的治療介入を行わなかった.6か月後に右顎裂部骨移植を行った.

6歳の時点で,鼻柱は術前よりは延長でき鼻尖も細く高くできたが,依然として,鼻柱の幅は大きめで,鼻幅も広い傾向がある(図12-g〜i).

就学前修正手術の行われる頻度

筆者が初回の口唇および外鼻形成を行った場合にどれくらいの頻度で就学前修正手術が行われているのかを左完全唇顎口蓋裂60症例および両側

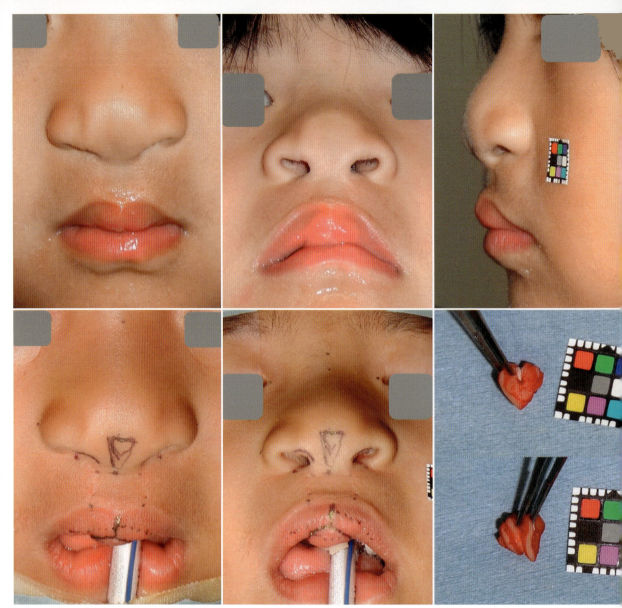

図 12-a〜f. 両側裂短縮鼻柱および平坦鼻尖変形．【症例 8】5 歳，女児．両側完全唇顎口蓋裂
　　a〜c：術前
　　d, e：両側逆 U 鼻孔切開からドーム間縫合と鼻尖への耳甲介軟骨移植
　　f：鼻尖へ移植する 4 枚重ね耳甲介軟骨

完全唇顎口蓋裂 30 症例について調べた．小学校入学前の修正手術を行う判断に関しては，この年齢の患児が自ら口唇外鼻の修正を希望することは少なく，ほとんどが保護者の判断と希望によって決定されている．

左完全唇顎口蓋裂 60 名のうち，29 名で就学前修正術が行われた．そのうち，18 名では口唇外鼻両方，7 名では口唇のみ，4 名では外鼻のみに手術が行われていた．

両側完全唇顎口蓋裂 30 名のうち，26 名で就学前修正術が行われ，全 26 名で口唇外鼻両方の手術が施行されていた．

考　察

口唇口蓋裂による口唇外鼻の変形を乳児期の 1 回の手術のみで解決できることは少ない．自験例

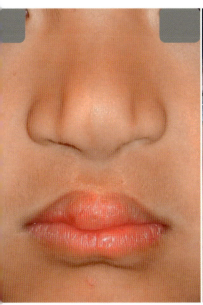
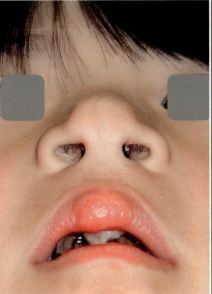
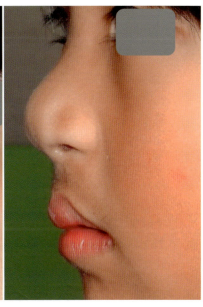

g｜h｜i　図 12-g～i．両側裂短縮鼻柱および平坦鼻尖変形．【症例 8】5 歳，女児．両側完全唇顎口蓋裂
g～i：術後 9 か月，6 歳

でも，片側完全唇顎口蓋裂の約半数と両側完全唇顎口蓋裂の 9 割の頻度で就学前修正が求められて施行されていた．就学後の成長が終了してから青年期の最終修正が控えていることを加味すれば，口唇外鼻の修正手術は全症例に行われているのが現状と言ってもよかろう．

　手術を行えば必ず瘢痕を生じることを考えれば，口唇裂の外観を完全に正常化することはできない．外観についての治療の目標は，新生児から成人になり顔面形態が完成されるまでのどの成長過程においても，患者自身や保護者が受容できて学校生活を含めた日常生活を普通に送れるようにすることにあると考える．乳幼児期，学童期，および青年期の 3 つの段階で可能な限り正常に近い自然な顔貌を形成することを筆者は治療の目標に置いている．

　目立つ傷跡，口唇外鼻の目につく左右非対称，ランドマークのずれ，極端に低い鼻などに関して，梨状口縁や鼻中隔などの硬組織に手術侵襲を加えない範囲で，軟らかい組織への操作のみの手技で改善を図ることが筆者の就学前修正の基本となっている．白唇部の傷跡に関しては，よほど目立つ瘢痕を生じていることがなければ就学前に修正することは控えている．傷跡の目立ち方に関しては，白唇部の皮膚が厚くなり，毛孔がはっきりして，男児ならば髭が生えるようになってみなければ，しっかりとした評価はできない．最終評価までに，組織を切除するような手技は，瘢痕周囲組織の切除を含めて，できるだけ回数を減らすよう心掛けるべきであろう．

　梨状口縁や鼻中隔などの硬組織に手術侵襲を就学前の時期に加えてはいけないのかどうかについては，今のところはっきりとした根拠は得られていない．時に，幼児期や学童期に鼻骨骨折したことがある患者の鼻が正常に成長していたり，曲がりながらも高くなっているのを見かけると，必ずしも禁忌の手技ではないのかもしれない．

　顎裂部骨移植術に関しては，筆者はその時期を就学前の 5，6 歳まで下げて行っている．この 5～7 歳までの期間に行う早期顎裂部骨移植術は，上顎発育への影響がないこと，中切歯の歯科矯正治療に有効なことが報告されている[11)12)]．この時期以降に，外鼻や下顎は大きく成長するが上口唇や上顎にはほとんど成長がみられないといった計測上データも示されている[13)]．就学前に顎裂治療が終了できれば，小中学校の学童期に手術治療を行う必要がなくなり，普通の学校生活と日常生活を送る目標に大きく近づくことができる．しかし，

この時期は体重が 15 から 20 kg くらいの体格で小さく，両側同時に顎裂手術を行える程の腸骨海綿骨が十分採れないことが多く，両側裂の場合には片側ずつ 2 回に分けて顎裂骨移植を行っている．幼児は術後の回復も早く，顎裂骨移植を行っても術後 3～5 日目には腰を痛がらずに歩いて退院する．就学前に顎裂骨移植の時期をあてると，その際に同時に口唇外鼻の小さな変形を修正する機会が増える傾向にあるが，これも問題点を入学後に残さないといった点で利点であると考える．

まとめ

より充実した学童生活を実現するため，就学前に適切な口唇外鼻修正手術および顎裂部骨移植術を行うべきである．

参考文献

1) 杠　俊介ほか：【美容外科的観点から考える口唇口蓋裂形成術】痕跡唇裂―分類と手術創痕を最小限にする工夫―．PEPARS．**65**：71-79，2012．
   Summary　痕跡唇裂の重症度分類と手術術式の使い分けについて述べた論文．
2) Matsuo, K., et al.：Secondary correction of the unilateral cleft lip nose using a conchal composite graft. Plast Reconstr Surg. **86**：991-995, 1990.
   Summary　片側口唇裂の披裂側鼻腔内梨状口縁部に耳甲介皮膚軟骨複合組織移植を行いライニングと支えを足すことで，披裂側の鼻翼を持ち上げるアイデアについて述べた最初の論文．
3) 杠　俊介ほか：【口唇裂初回手術マニュアル】片側唇裂外鼻手術―長期経過を含めて―．PEPARS．**1**：38-44，2005．
   Summary　披裂側の大鼻翼軟骨外側脚と外側鼻軟骨鼻中隔を初回口唇裂形成術時に鼻腔内の切開から矯正する術式を記載した．
4) 杠　俊介ほか：【口唇裂における上口唇の最終形態】新生児期片側口唇裂手術後の上口唇瘢痕―長期治療経過からの検証―．形成外科．**49**：483-491，2006．
   Summary　早期口唇形成術の傷跡について述べた論文．
5) 杠　俊介ほか：片側唇裂患者における披裂側赤唇肥厚変形．日頭顎顔会誌．**17**：1-8，2001．
   Summary　片側口唇裂において披裂側の肥厚や膨隆が生ずるその成因について述べた．
6) 杠　俊介：【口唇裂初回手術―最近の術式とその中期的結果―】術前顎矯正を行わない両側口唇裂初回外鼻形成．PEPARS．**89**：90-97，2014．
   Summary　術前顎矯正を行わない両側口唇裂初回外鼻形成の長期結果．
7) 中北信昭ほか：三角弁法による片側不完全口唇裂初回手術後の患側上唇下垂について．日形会誌．**19**：71-79，1999．
   Summary　片側不完全口唇裂初回手術後の患側上唇下垂がなぜ起きるかついて考察した論文．
8) 杠　俊介：【美容外科に必須の形成外科の基本知識と手技】口唇裂後の鼻変形〔隆鼻，鼻尖形成〕．形成外科．**58**(増刊号)：S2-S12，2015．
   Summary　唇裂鼻変形を修正するにあたり，より整容的に優れた結果を得るための手術的工夫について述べた．
9) 上田晃一：【口唇裂二次修正術】逆 U 切開による外鼻修正術．PEPARS．**28**：38-42，2009．
   Summary　逆 U 切開による唇裂外鼻二次修正の手術方法の詳細について記述された論文．
10) 杠　俊介：【成人口唇裂鼻変形に対する二次手術】成人口唇裂鼻変形に対する二次手術．形成外科．**59**：273-282，2016．
    Summary　成人唇裂鼻変形を修正するための様々な手術手技とその選択法について述べた．
11) 山崎安晴ほか：唇顎裂症例に対する早期顎裂部骨移植の臨床的評価．日口外誌．**56**：305-312，2010．
    Summary　5～7 歳の早期顎裂部骨移植による上顎発育抑制はない．
12) 梅木伸一ほか：中切歯萌出前における顎裂骨移植後の裂側中切歯への矯正治療．東北大歯誌．**24**：52-56，2005．
    Summary　早期顎裂部骨移植が裂側中切歯の歯科矯正治療に有利．
13) Farkas, L. G.：Lips and mouth. Anthropometry of the Head and Face. 2nd ed. Farkas, L. G., ed. 302-313, Raven press, New York, 1994.
    Summary　顔面計測学の聖書とも言える教科書．

◆特集／成長に寄り添う私の唇裂手術
就学期の口唇鼻形成術

今村禎伸[*1]　矢野浩規[*2]　田中克己[*3]

Key Words：口唇裂(cleft lip)，顎裂(alveolar cleft)，就学期(school age)，骨移植(bone graft)，二次修正(secondary repair)

Abstract　当科では原則として，生後3か月で口唇裂初回手術を，1歳6か月で口蓋形成術を，8歳前後で顎裂骨移植術を，上顎の成長を待って13歳前後で鼻形成術を必要に応じて施行している．ただし，非対称や変形が目立つ症例では，家族や本人と相談したうえで，上記とは別に適宜修正を行っており，自我の目覚めやコミュニティーの変化の関係から，就学時周辺で行うことも多い．就学期に手術を行う場合は，組織をできるかぎり温存し，成長を妨げない術式を選択することが肝要である．
　また，就学期の主な手術は顎裂骨移植術であり，歯槽のみならず，梨状口縁を意識して骨移植をすることで，最終的な鼻形成術を有利にすることができると考える．

はじめに

　当科では原則として，生後3か月で口唇裂初回手術を，1歳6か月で口蓋形成術を，8歳前後で顎裂骨移植術を，13歳前後で鼻形成術を必要に応じて施行している．上下顎骨切り術が必要な症例では，16歳前後に骨切り術を施行し，その後に鼻形成術を施行している．ただし，非対称や変形が目立つ症例では，家族や本人と相談したうえで，上記とは別に適宜修正を行っている．
　口唇裂二次修正術は，自我の目覚めやコミュニティーの変化を考慮した就学時周辺で行うことも多い．就学時周辺に鼻孔縁切開から皮下を剝離し，鼻軟骨の矯正を行っていた時期もあったが，最近では口唇や鼻腔底のみの修正にとどめ，鼻軟骨自体は極力触らないようにしている．その理由として，異論はあるが，効果が一時的であること，成長障害や予測できない変形が起こる可能性があること，瘢痕により13歳時での鼻形成術が困難になることなどを考えている[1)2)]．
　また，就学期に行う口唇裂に対する一大イベントは顎裂骨移植術と思われる[3)]．顎裂閉鎖と歯牙萌出誘導だけではなく，後の鼻形成術のために考慮すべき考えを述べる．

就学期の口唇鼻形成術

　以前より当科での口唇裂初回手術は，筋層再建を主眼とし，多少の細かな術式の違いはあれ，小三角弁法を用いている[4)]．口唇裂初回手術のみで完結するに越したことはないが，鼻腔底や赤唇など取り戻せない組織は，初回手術では過剰に切除しないようにし，あえて二次修正術で調整するようにしている[5)]．また，成長障害を危惧し，鼻軟骨自体はさわらないようにしている．
　口唇裂二次修正術の対象症例は，手術時期，施設，術者の考え方などの違いにより様々である．また，変形の違い，その原因により，術式も多種

[*1] Yoshinobu IMAMURA，〒852-8501　長崎市坂本1丁目7番1号　長崎大学病院形成外科，助教
[*2] Hiroki YANO，同，准教授
[*3] Katsumi TANAKA，同，主任教授

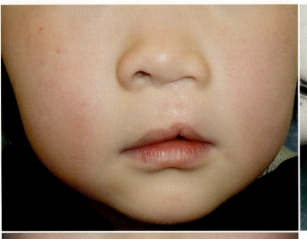
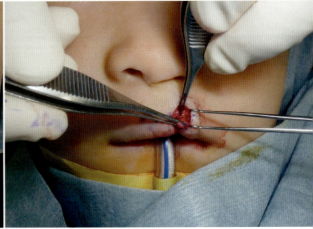
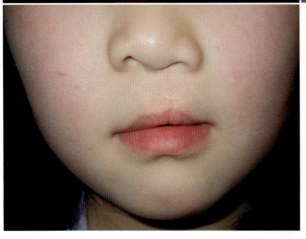

図 1. 瘢痕が広い場合
a：瘢痕と赤唇のくびれがあり，赤唇部の筋組織の連続性が再建できていない．
b：瘢痕切除と赤唇部筋層を周囲から剝離し，連続性を再建している．
c：術後．赤唇のくびれは改善している．

多様である[5)～7)]．

現在，当科では瘢痕が広い症例，赤唇縁の乱れがある症例，赤唇が左右非対称の症例，正面から見て鼻翼基部の高さが左右非対称の症例などを対象としている．鼻腔底が陥凹している症例では，顎裂の影響によるものがあり，場合によっては顎裂骨移植術が終了するまで，待機する症例もある．鼻軟骨自体に手を加えないため，下方からみた鼻孔形態の非対称は対象としていない．ただし，鼻変形が強い症例では，本人・家族の強い希望により，鼻軟骨自体を修正することもある．その場合，鼻孔縁切開から鼻軟骨膜上で剝離し，できるだけ鼻軟骨を傷つけないよう必要最小限の範囲で剝離を行い，軟骨間縫合にて矯正するようにしている．

当科で行っている二次修正術を列記する．

1．瘢痕が広い場合

瘢痕縁に沿って瘢痕を切除し，縫縮する．筋組織の再建ができていない症例では，筋組織を周囲瘢痕から剝離したうえで再建する（図1）．

2．赤唇の乱れがある場合

初回手術時の縫合に問題がある．主に Z 形成を用いて修正する．赤唇と白唇の境界で行う（図2）．

3．赤唇が非対称の場合

初回手術時に中央に挿入しきれなかった披裂側赤唇弁によるボリューム過多と中央のボリューム不足によることが多い．伸展弁にて修正する．この修正をするためにも，初回手術時にできるだけ赤唇を残しておくことが重要である（図3）．

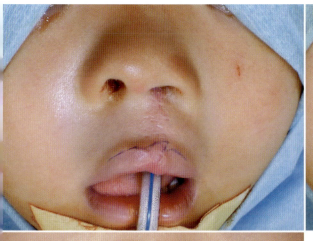
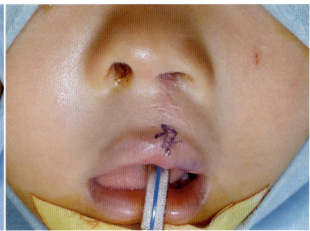
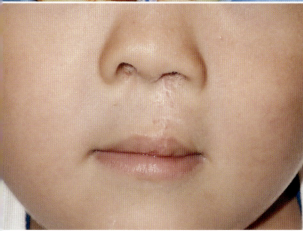

図 2.
赤唇の乱れがある場合
　a：白唇と赤唇の境界部で乱れがある.
　b：瘢痕切除とZ形成をデザイン
　c：術後. 乱れは改善している.

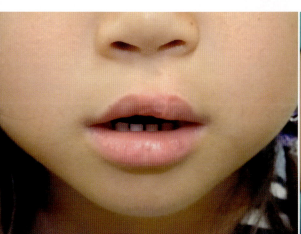
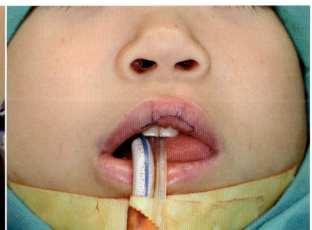
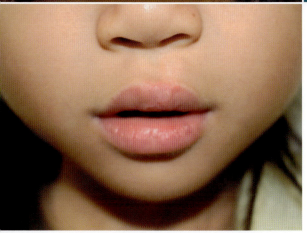

図 3.
赤唇が非対称の場合
　a：赤唇量の左右差あり
　b：Dry lip, wet lipともに伸展弁にて中央へスライドさせる.
　c：術後. 左右差は解消されている.

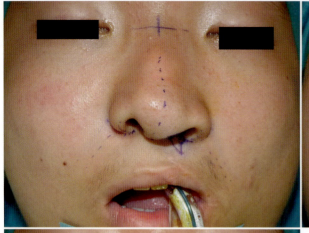
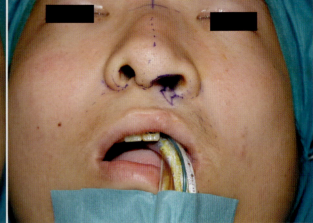
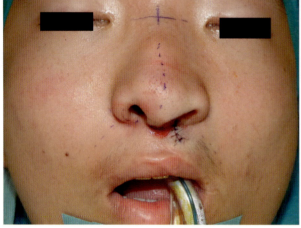

図 4.
鼻翼基部の高さが左右非対称の場合
　a：正面視で鼻翼基部の位置に左右差あり
　b：瘢痕切除とともに鼻腔底の縮小，鼻翼基部と鼻柱との縫合を行った．
　c：鼻軟骨自体の変形は残存するが，正面視で鼻翼基部の位置は左右対称となっている．

4．鼻翼基部の高さが左右非対称の場合

鼻腔底に瘢痕があれば切除し，鼻翼基部と梨状口縁の線維性組織をはずし，鼻柱基部と縫合して鼻翼基部を巻き上げる（図 4）．

5．鼻変形が強く，家族の希望が強い場合

鼻孔縁切開から鼻軟骨膜上で愛護的に剝離し，軟骨間縫合にて矯正する（図 5）．

顎裂骨移植術

当科では腸骨より海綿骨を採取して移植している．歯槽粘骨膜弁での移植床形成は骨膜で覆うことが重要であり，縫合部に粘膜の介在などがないように縫合する．骨膜縫合不能な部位には人工真皮や組織接着材を使用することもあるが，術後感染や骨吸収を促す可能性があり，なるべく使用しない方がよいと考える[8]．海綿骨はできるだけ密に，狭い間隙にも移植する．健側の梨状口縁を目安に高さを決定する．この高さが不足していると，鼻腔底の左右差がでてきてしまう[9)10]．また鼻翼基部の土台にも左右差がでるため，13 歳時の鼻形成術にも影響してくる．当科では顎裂骨移植術前に 3DCT 撮影し，移植するべき高さや厚みを検討している（図 6）．

まとめ

当科での就学時周辺の口唇鼻形成術について記述した．成長期にある組織をできるかぎり温存し，成長を妨げない術式を選択することが肝要である．顎裂骨移植術においては，顎裂閉鎖は歯槽のみならず，梨状口縁を意識して骨移植をする．

最終的な鼻形成は土台が重要であり，鼻軟骨のみでの修正は困難である．筋肉，骨による鼻腔底や鼻翼基部，鼻柱の位置などの調整が必要であり，まず土台をしっかりとさせたうえで，軟骨や骨移植による鼻形成を考慮すべきである．

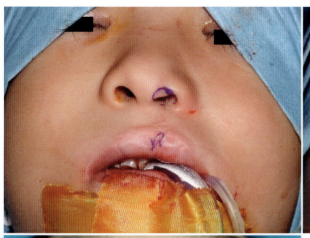
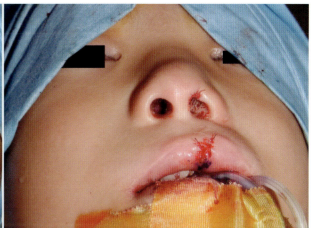
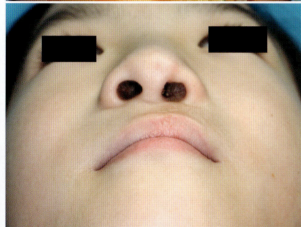

図 5.
鼻変形が強く，家族の希望が強い場合：鼻形成術
　a：逆U字切開し，大鼻翼軟骨膜上で剝離する．
　b：患側大鼻翼軟骨と健側外側鼻軟骨・大鼻翼軟骨を縫合し，矯正する．
　c：術後．多少の変形は残るが，左右対称性は改善している．

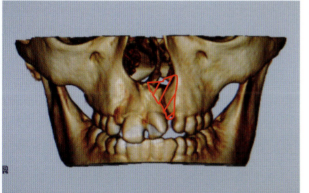

図 6.
顎裂骨移植術
　a：術前3DCT．移植すべき部分を斜線で示す．これに加え，前歯の裏（切歯口付近まで）にも骨移植が必要である．
　b：ポケット形成
　c：健側梨状口縁を目安に骨移植する．

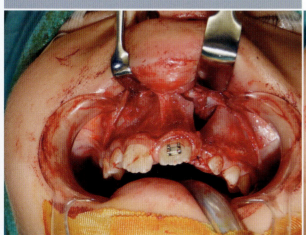
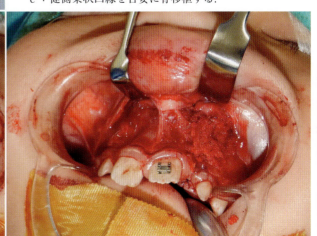

参考文献

1) 高戸　毅ほか：就学期前における Open Method を用いた片側唇裂鼻形成術の長期 Follow-up．日形会誌．**14**：427-434, 1994.
2) Bardach, J., Salyer, K. E.：Surgical techniques in cleft lip and palate. 74-112, Year Book Medical Publishers, Chicago, 1987.
   Summary　矯正および顎裂閉鎖，鼻翼軟骨の成長を待った方が，鼻修正術の成績が安定すると報告した．
3) Boyne, P. J., Sands, N. R.：Secondary bone grafting of residual alveolar and palatal clefts. J Oral Surg. **30**：87-92, 1972.
4) 難波雄哉，安部正之：唇裂1次修正術における筋層再建について．形成外科．**19**：245-251, 1976.
5) 吉村陽子：【口唇裂二次修正術】白唇瘢痕・キューピット弓の二次修正術．PEPARS．**28**：1-6, 2009.
   Summary　二次修正にあたって，口唇裂初回手術での組織温存の重要性を説明している．
6) 保阪善昭：【口唇裂二次修正術】赤唇・白唇瘢痕の二次修正術．PEPARS．**28**：7-13, 2009.
7) 鬼塚卓彌：著者の片側唇裂形成術．形成外科手術書（改訂第3版）：実際編．397-457, 南江堂, 1996.
   Summary　口唇裂に対する様々な手術法が記載されており，初学者には必読の1冊．
8) 今井啓道，幸地省子：【口蓋裂二次修正術】二次的顎裂骨移植術の適応と術式．形成外科．**51**：1397-1406, 2008.
9) 伊吹　薫ほか：唇裂外鼻変形に対する自家腸骨移植の効用．日口腔外会誌．**31**：812-821, 1985.
10) Schultz, R. C.：Free periosteal graft repair of maxillary clefts in adolescents. Plast Reconstr Surg. **73**：556-565, 1984.

◆特集／成長に寄り添う私の唇裂手術

思春期以降の口唇裂手術
―鼻形成を中心に口唇の改善から顔貌の改善へ―

角谷　徳芳*

Key Words：口唇裂二次修正(secondary repair of cleft lip)，隆鼻術(augmentation rhinoplasty)，鼻中隔軟骨(nasal septal cartilage)，肋軟骨移植(rib cartilage graft)，鼻中隔弯曲症(septal grypnosis)，思春期(adolescence)

Abstract　思春期以降の口唇裂二次手術は，患者のニーズに応えるために口唇に対する修正から広い観点での顔貌の改善が要求されることになる．そして患者の最終要求は，人並みの口唇形態とバランスのとれた顔貌であり，可能な限り美しい顔貌で治療を終結することである．そのためには，最初に顔面骨格の改善が基礎であり，その後に鼻形態の改善が要求され，最終手術で隆鼻による外鼻形成が求められる症例が少なくない．そして唇裂患者にふさわしい隆鼻術素材は人工素材でなく自家軟骨であることを強く主張したい．ここでは隆鼻の材料選択に自家鼻中隔軟骨または，肋骨・肋軟骨を用いた顔貌の改善について供述する．そして，自家軟骨の選択と移植に際しての留意がなされれば，安全で形態的に満足のいく顔貌を提供することは困難ではない．

はじめに

先天異常である口唇裂患者は，出生直後から外科治療を強いられ，幼児期から学童期と継続して口唇に対するハンディキャップを負いながら次第に狭い範囲の口唇から自身の顔貌に対する不満へと進み，それは思春期以降にピークを迎えることになる．そして患者の最終要求は，人並みの口唇形態とバランスのとれた顔貌であり，術者の使命は可能な限り美しい顔貌で治療を終結することである．そのためには，最初に顔面骨格の改善が基礎であり，その後に鼻形態の改善が要求され，最終手術で隆鼻による外鼻形成が求められる症例が少なくない．そこで，ここでは隆鼻の材料選択に自家鼻中隔軟骨または，肋軟骨を用いた顔貌の改善について詳述する．

鼻中隔軟骨移植による隆鼻術

鼻中隔の成長が止まる思春期後期が対象となる手術法である．片側唇裂では鼻中隔弯曲による患側鼻腔通気障害を伴う症例が多く，鼻中隔弯曲症手術の際に利用可能な軟骨片の一部を使用して外鼻形成を行う．

したがって，利用できる軟骨片は形態および量的にかなり制限されるために，主に鼻尖形成に有効である．

1．鼻中隔軟骨採取

鼻中隔弯曲根治手術で摘出される鼻中隔軟骨をやや大きめに採取し，外鼻形成に使用する．注意すべきことは，鼻背支持力の低下を招かない高さまでの採取に留めなければ，鞍鼻変形や鼻呼吸による鼻腔の支持力を失うことになりかねない(図1)．

2．鼻中隔軟骨による鼻尖形成

鼻尖の支持力を失った症例に対する鼻中隔の補強を行うと同時に，シャープな鼻尖を形成するのに有効である．

---

* Noriyoshi SUMIYA，昭和大学藤が丘病院形成外科，客員教授

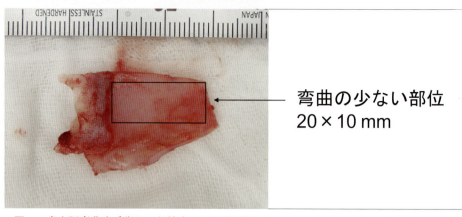

図 1. 鼻中隔弯曲症手術により摘出された曲がりの少ない 20×10 mm を隆鼻に使用する.

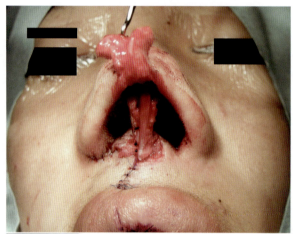

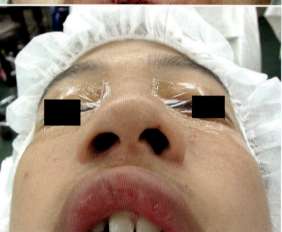

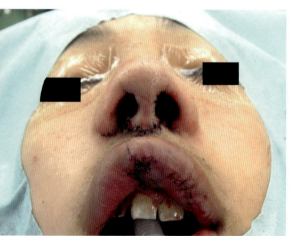

a	
b	c

図 2.
鼻中隔軟骨を両側鼻翼軟骨間に移植する.
 a：術中
 b：術前
 c：術直後

　まず, 鼻柱基部切開から open rhinoplasty を行い, 両側鼻翼軟骨を露出し, 鼻中隔にて左右に分離する. これにより, 両側鼻翼軟骨はフリーとなり, 鼻中隔に採取した軟骨を挟み両側鼻翼軟骨と縫合することにより鼻尖の強固な支柱を得ると同時に鼻孔形態の改善がなされる(図 2-a～c).

肋軟骨移植による隆鼻術

　肋軟骨は豊富な量が得られ, 鼻背から鼻尖に至る広範囲の隆鼻が可能となる.

1. 肋軟骨採取

　心臓側を回避して右側から採取することが基本であり, 第Ⅶ肋軟骨は鼻背全長をカバーするだけ

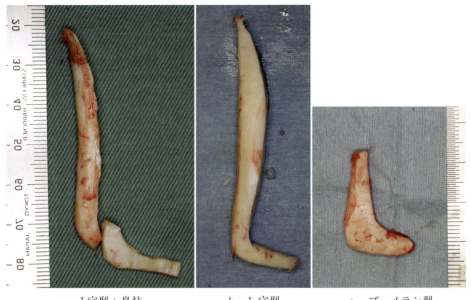

a．I字型＋鼻柱　　　　b．L字型　　　　c．ブーメラン型

図 3. 肋軟骨を I 字, L 字, ブーメラン型に細工

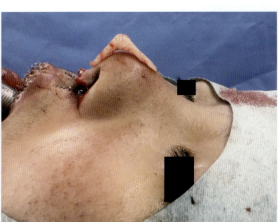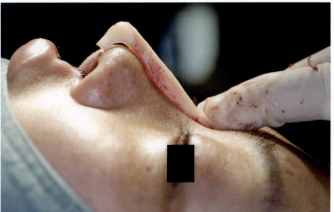

図 4. 肋軟骨を鼻形態に合わせて細工する.
a：ブーメラン型に細工して軟骨性鼻背のみ隆鼻を行う.
b：L 字型で鼻形態に合わせて細工する.

の直線部分を持つ. これを L 字または I 字型に細工する. 長さが必要なければ第Ⅵ軟骨を採取し, ブーメラン型にする(図3).

2. 肋軟骨による鼻背および鼻尖形成
A. ブーメラン型隆鼻術

軟骨性鼻背のレベルで低鼻を呈する場合に鼻骨まで達しない隆鼻を行う. 鼻背軟骨と鼻翼軟骨上に納める形態をとるためあらかじめ両側鼻翼軟骨を縫合し, 鼻中隔への移植軟骨の沈み込みを防止する. また, 鼻中隔前縁への移植により陥凹した鼻柱の前方への引き出しを行う. 術後1週間の鼻背シーネを装着して移植軟骨の安静を図る(図4-a).

B. L 字または I 字型隆鼻術

鼻背低鼻は両側唇裂に多く, 鼻根から鼻尖までの隆鼻術を必要とする. また, 鼻柱への移植も必要な場合が多いため, I 字型＋鼻柱支持軟骨またはワンピースの L 字型で移植する. 直線で鼻根から鼻尖までの距離よりやや長目の肋軟骨(通常約6 cm)を採取し, 実際に鼻梁の形態に合わせながら隆鼻の高さの調節と凹凸への密着度を高める. さらに, 削軟骨による二次修正を想定し, 全体としてやや大きめに作成する(図4-b).

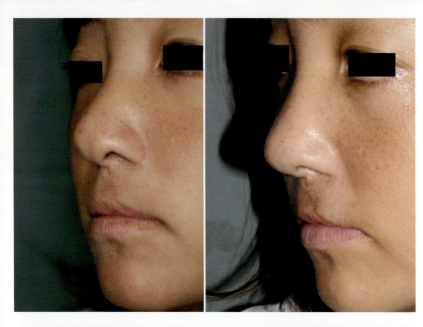

図 5.
症例 1：鼻中隔軟骨による鼻尖形成を行った.
　a：術前
　b：術後

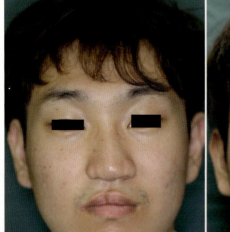
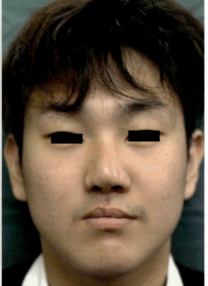
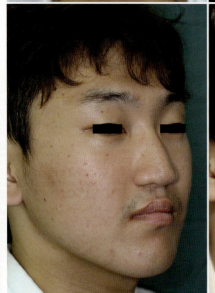
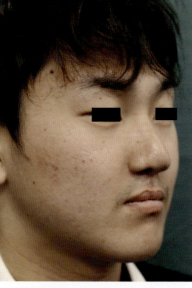

図 6.
症例 2：斜鼻に対する骨切り術の 1 年後にブーメラン型に鼻背遠位から鼻尖までの隆鼻術を行った.
　a, c：術前
　b, d：術後

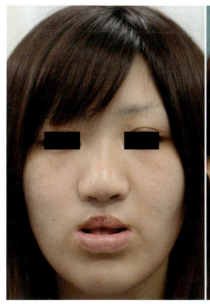 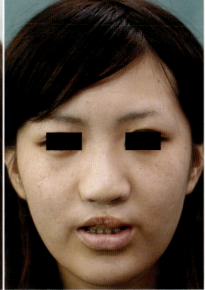 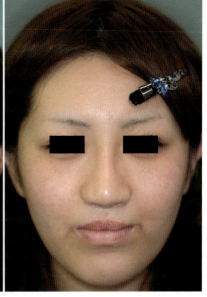

a．Class Ⅲの反対咬合を伴う術前　　　　b．骨切り手術後　　　　c．隆鼻術後

図 7．症例 3：上顎発育不全，下顎前突症に対して骨切り手術の 1 年 6 か月後に
Ⅰ字型＋鼻柱支持の肋軟骨移植を行った．

　この場合の移植軟骨の挿入は片側鼻孔縁切開にて軟骨上剝離を進め，鼻背軟骨上縁に達したレベルでラスパトリウム先端にて鼻骨下端を確認し，正中を真っすぐ鼻根部に向かって骨膜下剝離を行う．この時，骨膜下ポケット作成は移植軟骨に猶予を与えないギリギリの大きさで剝離をすることが，少しでも軟骨の曲がりの防止となる．この場合も 1 週間の鼻背シーネを装着する．

症　例

症例 1：17 歳，女性．左側唇顎口蓋裂

　鼻中隔弯曲による左側鼻閉があり，鼻中隔弯曲症手術による弯曲軟骨摘出に伴い摘出した鼻中隔軟骨を鼻翼軟骨間に移植し鼻尖形成と鼻孔形態の改善を行った（図 5-a，b）．

症例 2：16 歳，男性．右側唇顎口蓋裂

　骨性斜鼻に対する手術を行った 1 年後に，ブーメラン型肋軟骨移植により鼻背遠位（軟骨部鼻背）から鼻尖までの隆鼻術を行った（図 6-a～d）．

症例 3：18 歳，女性．両側唇顎口蓋裂

　上顎発育不全と下顎前突に伴う class Ⅲ咬合不全に対する上顎 LeFort Ⅰ型骨切り術と下顎矢状断骨切り術を行い，骨格改善を行った．1 年 6 か月後に鼻背から鼻尖にかけてⅠ字型＋鼻中隔前縁に支柱軟骨として肋軟骨移植を行い，陥凹鼻柱の改善も行った（図 7-a～c）．

考　察

　唇顎口蓋裂の思春期以降の治療は，まず骨格改善を目的とした手術が優先され，上顎発育不全，下顎前突，鼻中隔弯曲や斜鼻などに対する骨切り術が行われ，その後に口唇に対する修正手術が要求される．そして，口唇の形態に一応の満足が得られれば，最終的に鼻に対する改善が求められる傾向にある．唇裂は鼻柱や鼻中隔の発育不全を伴う場合も多く，隆鼻術は唇裂の最終手術として必要なことが多い．学童期は，子供らしい鼻形態として積極的な隆鼻術は必要としないが，思春期に入り，徐々に自分の顔貌に対するコンプレックスを感じる年齢では，家庭内暴力に発展する危険さえある．そのためにも，唇裂に携わる術者は，最終的に美しい顔貌に完成するまでの手術計画を持つ必要があり，安全で責任の持てる隆鼻術の手技を身につけなければならない．

　隆鼻術の素材にはシリコンに代表される人工素材と，自家軟骨がある．シリコンは，挿入したま

まで形態を二次加工することが困難である．しかも，皮膚露出や感染に対する安全性の面からも長期観察を必要とする．したがって，唇裂患者にふさわしい隆鼻術素材は人工素材でなく自家軟骨であることを強く主張したい．そして，次に述べる自家軟骨の選択と移植に際しての留意がなされれば，安全で形態的に満足のいく顔貌を提供することは困難ではない．

1．術式の選択

唇裂は多様性であることは言うまでもないが，外鼻形態についても片側唇裂と両側唇裂とでは大きな違いがある．片側唇裂は鼻骨までの発育不全は少ないが，軟骨レベルで鼻尖までの低鼻を呈し，鼻孔形態も左右非対称になりやすい．したがって，鼻中隔に軟骨移植を行い，鼻翼軟骨の支柱とすることで，鼻孔形態の改善と鼻尖の隆鼻を達成させる．一方，両側唇裂では鼻孔形態の非対称は少ないが，鼻尖から鼻骨までの全体の低鼻と広鼻を呈するものが少なくない．したがって，鼻中隔軟骨による隆鼻は量的に不足するため，肋軟骨による隆鼻が選択されることが多い．

2．鼻中隔軟骨移植

同じ鼻軟骨であることから最適な隆鼻材料であるが，採取量に限界があるため，鼻尖の隆鼻に使用される．通常鼻中隔弯曲手術で軟骨の摘出を行う時に大きめの軟骨を採取することで，これを隆鼻の移植素材とすることが多い．採取は内視鏡下に行う方がより安全で確実な採取ができるため，耳鼻科医に採取依頼するべきである．

3．肋軟骨移植

量的に豊富な肋軟骨は隆鼻術の恰好な素材であるが，欠点もある．当然のことながら，胸に線状瘢痕を残す．さらに，最も留意しなければならないことは軟骨自体の弯曲であり，移植後に鼻形態を変形させることが少なくない．その対策として，軟骨挿入ポケットをギリギリの大きさで剝離を行うことで，移植軟骨の移動を制限する．特に鼻根部の可動がない固定された状態で移植することが可能である．さらに軟骨の細工は中心部と周辺部での軟骨密度の違いから芯を中心に細工を進め，できるだけ左右均等の密度で完成させるいわゆる balanced cross-section を行うことで，術後の軟骨の自然弯曲を防止する[1]．それでも，複数回の手術による鼻への瘢痕形成は左右均等でなく，術後に瘢痕拘縮による移植肋軟骨の強制弯曲を引き起こすことも少なくない．こうしたことを踏まえ，大きめな軟骨による隆鼻術を行い，二次的に削軟骨による修正をすることも多い．

まとめ

生後間もなく開始される唇裂手術から，思春期に至るまで常に顔貌に対するハンディキャップを負う唇裂患者に対して，術者は最終的にどのように向き合うべきかを考えた時，最終手術で少しでも美しい顔貌に完成させることは，手術により幼少時から苦労を強いてきた患者への償いでもある．そして，口唇に対する手術の進歩は近年目覚ましいが，そこから一歩進んだ唇裂外鼻手術の中で隆鼻術は美しい顔貌を与える重要な手術であることから，自家軟骨移植の有用性を述べた．

参考文献

1) Gibson, T., et al.：The distortion of autogenous cartilage grafts：Its cause and prevention. Br J Plast Surg. 10：257-273, 1958.
   Summary　軟骨の balanced cross-section の重要性について述べている．

◆特集／成長に寄り添う私の唇裂手術
口唇裂の最終修正術

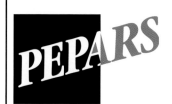

瀬崎晃一郎[*1] 杉本孝之[*2] 山崎安晴[*3]
根本　充[*4] 武田　啓[*5] 石渡靖夫[*6]

Key Words：口唇裂(cleft lip)，二次修正術(secondary repair)，瘢痕修正術(scar revision)，白唇瘢痕(white lip scar)，赤唇瘢痕(vermillon scar)，キューピット弓(Cupid's bow)

Abstract　口唇裂の修正手術は施設によって様々な時期が設定されている．就学時期に修正手術をあらかじめ設定している施設もある．少ない手術回数で如何によい結果を獲得できるかが患児に対する負担を減らすことに繋がる．したがって頻回の修正術を如何に回避するかを常に念頭に置き初回手術にフィードバックすることが重要である．

しかしながら最大限の外科的努力を尽くしても成長過程で手術を必要とする場合があることも事実である．目立つ瘢痕や左右の非対称性はいじめの原因となったりすることもあり社会的適応として修正手術を行う場合もある．

成長が終わってからの修正手術は骨切りや骨，軟骨の移植など硬組織の再建も含めて行える点では自由度は大きいが，口唇修正に関しては初回の手術方法(手術瘢痕)に左右される部分が多い．制約された条件の中で可能な限りキューピット弓や人中稜，赤唇形態を再建するかが重要である．

はじめに

口唇の最終修正はそれまでに行われてきた初回手術や修正手術の瘢痕に最終手術の方法も大きな制約を受ける．したがってそれぞれの症例で決まった術式はない．もちろん顎裂の瘻孔や土台となる歯牙の状態も重要で，時間的制約がなければ歯科矯正治療を優先させて行うべきであると考えている．最終手術では治療についての本人の意向も十分に聴取した上で術式の選択を行わなければならない．

片側裂では基本的には左右の対称性を獲得することに最大限の努力を払うが，キューピット弓形態や人中形態，red line の再建など可能な限り正常な形態の獲得に努める．両側裂では左右の対称性はもちろんであるが，特にキューピット弓の再建は重要であると考えている．Whistling deformity は確実に修正すべきであり組織に余裕があれば上唇結節の再建も行いたいと考えている．

いずれにしても口唇は顔面の中でも特徴的な形態，解剖学的な構造を持つ組織であり，その形態を十分に理解した上で最終修正に望むべきであろう．

[*1] Koichiro SEZAKI，〒254-8502　平塚市追分 9-11　平塚共済病院形成外科，部長
[*2] Takayuki SUGIMOTO，〒252-0375　相模原市南区北里 1-15-1　北里大学医学部形成外科・美容外科，講師
[*3] Yasuharu YAMAZAKI，同，診療准教授
[*4] Mitsuru NEMOTO，同，准教授
[*5] Akira TAKEDA，同，教授
[*6] Yasuo ISHIWATA，〒243-0432　海老名市中央 2-5-34　アクシア八芳 1F　いしわた矯正歯科，院長

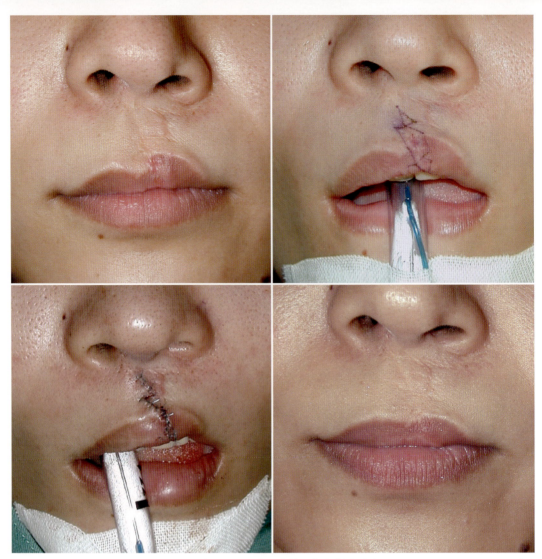

図 1. 症例 1：29 歳，女性．左完全唇顎裂
a：術前
b：手術デザイン
c：手術終了時
d：術後 1 年 4 か月

a	b
c	d

症　例

以下に口唇最終修正術を施行した症例を示す．
症例 1：29 歳，女性．左完全唇顎裂（図 1）
生後 3 か月時に他院で口唇形成術を施行された．2 歳時に他院で修正術を施行するも変形が残存し，修正希望にて来院した．白唇部には Millard＋小三角弁法と思われる瘢痕がある．赤唇縁は大きな段差があり red line も段差が大きい．鼻口腔瘻も残存している．
デザインは初回手術に作成された三角弁を利用して赤唇縁を合わせることとし，さらに Noordhoff の方法[1]に準じて red line を再建した．筋層はいったん離断して再縫合を行った．同時に鼻口腔

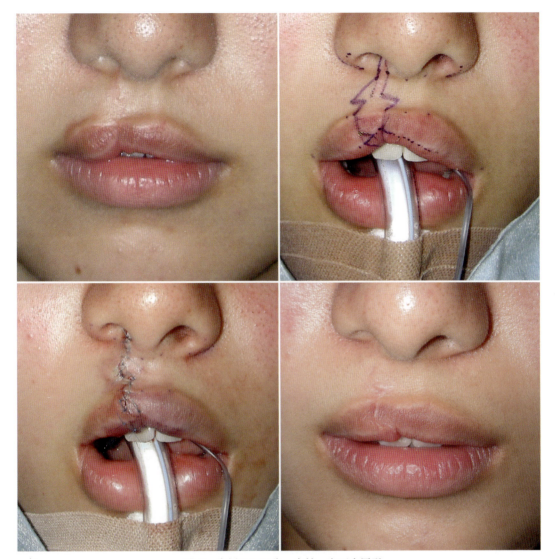

図 2. 症例 2：17 歳，女性．右不全唇裂
a：術前
b：手術デザイン
c：手術終了時
d：術後 1 年．赤唇遊離縁は修正予定である．

瘻も閉鎖し，腸骨移植を実施した．
　術後は赤唇形態の改善が見られる．筋層の重ね合わせを行ったが人中稜の形態は不明瞭である．

症例 2：17 歳，女性．右不全唇裂(図 2)
　生後 4 か月に他院で口唇形成術を施行された．その後の変形を主訴に来院した．赤唇部には陥凹があり裂部組織の切除が不十分であると思われた．またキューピット弓の形成も不十分であった．
　デザインは健側瘢痕をそのまま使用し上石法[2]に準じてデザインし，患側には新たに三角弁を形成した．筋層も重ね合わせを行って再建した．
　術後は赤唇部の形態改善が見られる．赤唇自由縁にはやや不整が残存している．キューピット弓も不完全ではあるが再建されている．

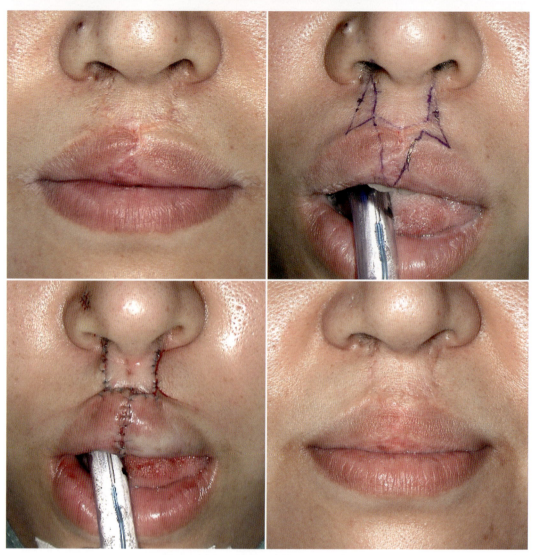

図 3. 症例 3：36 歳，女性．両側不全唇裂
a：術前
b：手術デザイン
c：手術終了時
d：術後 10 か月

症例 3：36 歳，女性．両側不全唇裂（図 3）
　乳児期に口唇裂の手術を受けているが詳細は不明である．口唇の形態，瘢痕の修正を希望して来院した．
　白唇部の瘢痕は比較的良好であるがキューピット弓は形成されておらず，赤唇縁には段差があり不整である．Red line にも段差があり赤唇粘膜の露出がある．

　デザインは DeHaan 法[3]に準じて白唇から赤唇にかけて再度切開することとした．筋層も再度剝離して縫合しキューピット弓の再建と人中陥凹の形成も併せて行った[4]．
　術後は赤唇形態，キューピット弓形態の改善が見られる．人中形態もやや改善しているが人中陥凹は浅い．

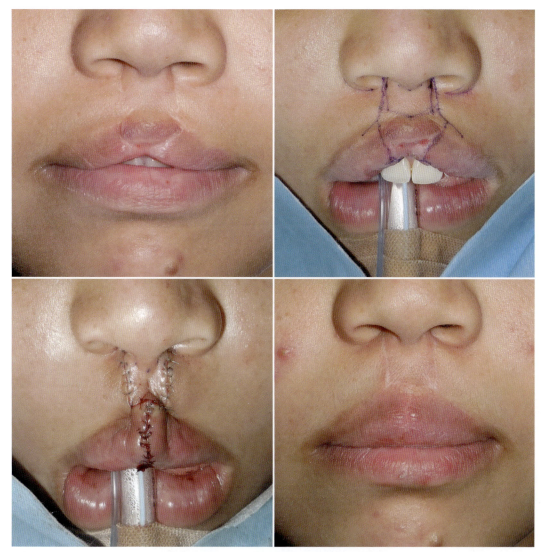

```
a b
c d
```
図 4. 症例 4：21 歳，女性．両側不全唇顎裂
　　a：術前
　　b：手術デザイン
　　c：手術終了時
　　d：術後 6 か月

症例 4：21 歳，女性．両側不全唇顎裂（図 4）

　生後 3 か月時に他院にて口唇形成術を施行された．また 12 歳時に口唇修正術を施行されている．口唇形態の修正を希望して来院した．矯正治療も受けたとのことであったが上顎切歯部の歯列不整を認めるため，先行して矯正治療を行うこととなった．

　初回手術は DeHaan の原法[3)5)]に近い形で施行されていると見られ中間顎の赤唇が利用されているため両側方唇との色調の違いが目立ち whistling deformity も存在する．

　手術は症例 3 と同様に DeHaan 法に準じて側方唇を用いて赤唇を形成するデザインを行い，筋層の再縫合も行った．また人中稜，人中陥凹の再建も併せて行った[4)]．

　術後は whistling deformity も改善しキューピット弓形態も良好である．白唇部の瘢痕はやや目立つが，人中稜や人中陥凹は形成されている．

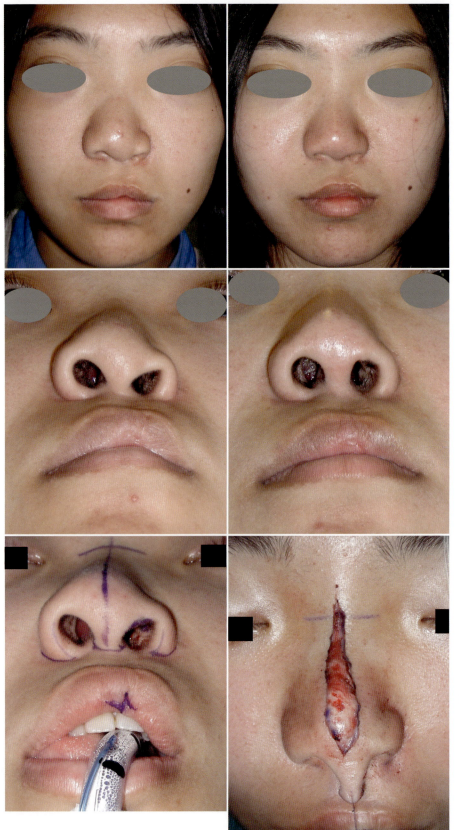

図 5.
症例 5：15 歳，女性．左完全唇顎口蓋裂
　a：術前正面
　b：術後 7 か月正面
　c：術前仰角
　d：術後 7 か月仰角
　e：手術時デザイン
　f：側頭筋膜移植

症例 5：15 歳，女性．左完全唇顎口蓋裂(図 5)

口唇形成術，口蓋形成術，顎裂部骨移植術は当院で施行している．鼻形態の修正と赤唇部の notch の修正を希望した．

手術は open rhinoplasty により両側大鼻翼軟骨の脚間縫合および側頭筋膜移植術を施行した．術後は鼻孔形態も改善し鼻背のラインも改善している．口唇は赤唇粘膜での Z 形成術のみとした．

まとめ

口唇裂の二次修正術は初回術式によって変形も異なってくるため術式も多種多様である．初回の口唇形成術のみで治療を終了する患児は少なく骨移植や口唇鼻修正，矯正治療も含めて治療は多岐にわたる．最終修正に際しては土台となる骨格や歯列の治療が終了していることが望ましく時間的，金銭的余裕があれば先行して治療を行うことを原則としている．

また，口唇裂二次修正術を行っている医師であれば周知のことと思うが修正に際してのデザインは初回手術の瘢痕で大きく制約を受ける．したがって初回手術の瘢痕はシンプルであることが重要である．二次修正の際に妨げとなるような余計な瘢痕を残さないことも大切である．

今回提示した症例は比較的組織に余裕のあるものが多いため，新たに初回と同程度の口唇形成を行うことで大きく改善が見られているが，繰り返し瘢痕修正を行っていくと口唇の組織は少なくなっていき改善が難しくなる．口唇という特殊な組織を十分念頭に置き，最終手術に至るまでは必要以上の組織の切除，修正は慎むべきである．

参考文献

1) Noordhoff, M. S.：Reconstruction of vermilion in unilateral and bilateral cleft lips. Plast Reconstr Surg. 73：52-60, 1984.
   Summary 赤唇部の組織学的解剖をもとに再建方法を記載した論文．
2) 上石 弘：口唇形成術の進歩．形成外科 ADVANCE シリーズⅠ-7 口唇・口蓋裂の治療：最近の進歩(第 1 版)．波利井清紀監修．pp3-13, 克誠堂出版，1995.
3) DeHaan, C. R.：Initial Repair of Cleft Lip. Cleft Palate. A Multidiscipline Approach. Stark, R. B., ed. pp113-152, Hoeber Medical Division, New York, 1968.
   Summary 中間唇赤唇部を一部再建に用いるが白唇部は直線になるようにデザインする両側唇裂に対する手術方法を記載した論文．
4) 小林眞司，平川 崇：【口唇裂初回手術—最近の術式とその中期的結果—】術前顎矯正を組み合わせた両側口唇裂初回手術．PEPARS. 89：80-89, 2014.
5) 渡辺克益，松村 一：【両側口唇裂の初回手術】両側口唇裂の初回手術 DeHaan 法の利点，欠点．形成外科．51(9)：1021-1029, 2008.

◆特集／成長に寄り添う私の唇裂手術

肋軟骨移植による唇裂鼻形成術
—最終手術として—

花井　潮[*1]　赤松　正[*2]

Key Words：口唇裂(cleft lip)，外鼻変形(nasal deformity)，鼻形成術(rhinoplasty)，肋軟骨(costal cartilage)

Abstract　学童期に修正術を受けていても，唇裂特有の顔貌が変わらない患者は多い．これを根本的に改善させるには，L字状の肋軟骨移植術が適している．低い鼻根部，短い鼻背，扁平な鼻尖，開大した鼻柱口唇角などを大きく改善でき，鼻孔や鼻翼の左右差を目立たなくさせることも可能である．手術時期は，中顔面の成長が完了し，肋軟骨が石灰化する前の 15～20 歳がよい．
　皮膚の緊張が強い短鼻症例で，鼻尖を尾側に保持し鼻背を延長するには，鼻顔面角を減らし鼻尖の極端な突出を避ける．フレームワークは鼻根部を厚く，鼻骨先端部分は薄く削る．肋軟骨は必ず屈曲してくるため，これを考慮した設計を行う．大鼻翼軟骨の可動性を得るべく，外側脚の先端は切離する．ANS 周囲を剝離し上口唇側の創縁を引き上げると，少ない緊張で縫合できる．
　我々は当初，鼻変形の強い症例にのみ本法を行っていたが，もっと多くの患者に手術適応があると考えている．

はじめに

　口唇裂治療においては，学童期の一連の修正を終えると，口唇裂患者特有の顔貌を決定づけているのは，上顎劣成長による顎形態異常（中顔面の陥凹感）と，外鼻変形である．口唇裂治療における思春期以降の最終タッチアップは，成長による変化や成長への悪影響を考慮する必要はないが，最終手術と呼ぶに足る十分な審美性が追求されていなければならない．扁平な鼻尖形態や，非対称な鼻孔縁形態の修正なら，鼻翼軟骨間縫合，鼻中隔軟骨の移植などで対応できる[1〜4]．症例によっては，鼻柱や鼻背長の延長も不可能ではない[5〜7]．しかし最終手術の結果としては物足りないのではないだろうか．当科でも，鼻孔形態など部分的な対称性を修正しても顔貌の印象が変わらなかった症例や，鼻柱延長術の結果，かえって不自然な鼻形態となった症例を経験した．いま一度，患者とその両親の顔貌を見比べてみると，患者の鼻の審美性に見劣りがあったり，唇裂特有の形態的特徴が明らかであったりする症例が，実は殆どではないかと我々は思っている．口唇裂患者のこうした印象を根本的に改善するには，鼻根部を高くして鼻筋を通したり，鼻背長を延長して短鼻を修正したりする必要がある．これらは肋軟骨移植なくしては困難である．

手術適応と手術時期

　最もよい適応はいわゆる短鼻変形（手術の影響によるものも含む）である．本法を適用すると，鼻柱が短いがゆえの扁平な鼻尖や，開大した鼻柱口唇角も修正でき，鼻の形に留まらず，顔貌の印象を劇的に変えることができる．また本法は，鼻孔形態の左右差の修正には効果はないと思われがち

[*1] Ushio HANAI，〒253-1193　伊勢原市下糟屋143　東海大学医学部外科学系形成外科学，講師
[*2] Tadashi AKAMATSU，同，教授

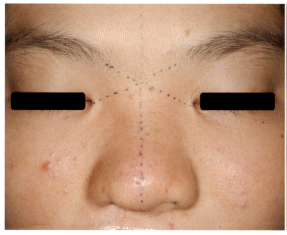 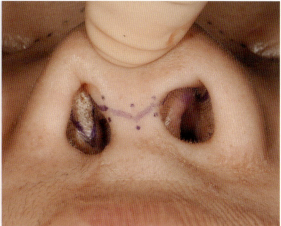

a|b 図 1. 術前デザイン
　a：鼻背の正中線と Golden point をマーキングする．
　b：経鼻柱切開のデザイン．鼻柱の最も細い部分を通る．縫合時に創縁を合わせるため tatoo で印をつける．

だが，移植肋軟骨により鼻柱が伸びて，鼻孔全体が鼻尖方向へ牽引されることにより，結果として左右差が目立たなくなることが多い．

本法は最終的な外鼻形成術と位置づけ，手術年齢は，中顔面の成長が完了し，肋軟骨が十分成長した 15 歳以降[8)9)]を目安に行っている．手術時点で中顔面に垂直的成長の余地があると，のちに短鼻となる可能性がある．また open approach の手術侵襲が鼻の成長発育を阻害する可能性も考慮し，学童期に行うことは避ける．一方 20 歳頃から，肋軟骨は硬く一部石灰化を伴うようになり[10)]，フレームワークを成形しづらくなる．以上より，15 歳～20 代前半までが至適時期と考えている．

手術手技

1．デザイン

鼻背の正中線と肋軟骨挿入範囲，Golden point（眉毛内側縁と対側内眼角を結ぶ線の交点）をマーキングする（図 1-a）．移植軟骨の頭側端は，患者の側貌をよく観察して症例ごとに決定すべきである．多くの症例では概ね Nasion よりやや頭側となる．

2．移植床作成

A．切　開

経鼻柱切開（trans-columellar incision）による open approach とする．瘢痕が目立たない Réthi incision[11)]に準じ，最も細い部位で鼻柱を横切るデザインとする（図 1-b）．鼻柱切開線には正中を含む 3 か所程度の pyoktanin tatoo を入れておく．Plica vestibularis 内に V 字型の切開を追加し，V-Y advancement により鼻前庭襞を延長することで，減張すると同時に鼻孔が鼻前庭襞に引かれてハート型になるのを防ぐ．

B．剝　離

大鼻翼軟骨内側脚を温存しつつ，大鼻翼軟骨上で剝離を進める．本法では，術後の鼻尖位置の保持はフレームワークが担うため，内側脚は不要となる．また，肋軟骨の strut が入るため内側脚があると鼻柱が太くなりやすい．しかし，術後何らかの理由で移植軟骨を摘出することも想定し，我々は可能な限りこれを温存している．同じ理由で外側脚も温存している．移植軟骨の両側に外側脚が張り出すと鼻尖部が太くなる．これを防ぎ細く明瞭な鼻尖を作るためには，移植軟骨の鼻尖上部を非常に細く加工することになるが，細くするほど術後に彎曲[12)13)]し易くなる．

大鼻翼軟骨と外側鼻軟骨の間は鼻腔内に交通させないよう慎重に剝離する．

本術式における重要な操作の一つに，大鼻翼軟骨外側脚の先端の切離がある（図 2）．この操作を

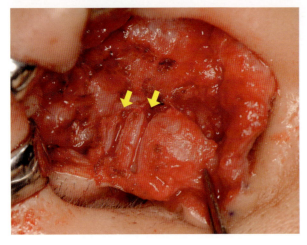

図 2.
大鼻翼軟骨外側脚先端の切離（矢印）
これを行わないと鼻背長を伸ばす際に大鼻翼軟骨全体が尾側に移動できず，鼻尖だけが下垂した不自然な形態となる．

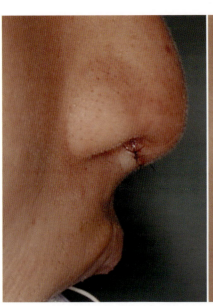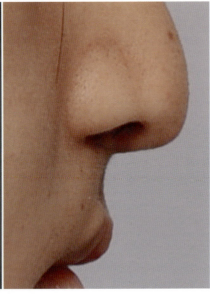

a | b

図 3.
a：手術終了直後．皮膚の緊張のため鼻柱基部から白唇までがつり上がっている．
b：術後 2 週間．皮膚は落ち着き，鼻柱口唇角が明瞭となった．

行わないと鼻背長を伸ばす際に大鼻翼軟骨全体が全く尾側に移動しないため，鼻尖だけが下垂して不自然な形態になってしまう．軟骨直下は薄い鼻腔粘膜なので，鼻腔内に穿孔させないよう慎重に切離する．また，1 か所の離断で大きな延長を得ようとすると鼻腔粘膜が裂けるため，2, 3 か所平行に切ることで，粘膜への負荷を分散させる．

正中は，外側鼻軟骨上で頭側へと剝離を進め，鼻骨下端に達したら骨膜剝離子を用いて骨膜切開し，移植予定位置よりわずかに頭側まで骨膜下剝離を行う．剝離の幅は移植軟骨の幅通りとし，それより広げない．移植軟骨が移動して斜鼻変形が生じるのを防ぐためである．

団子鼻で皮膚を薄くしたい場合，剪刀で軟部組織を切除するが，移植軟骨に接する鼻尖部は温存する．

鼻柱に strut を立てるため，前鼻棘とその周囲を剝離する．鼻柱が短く閉創に際して皮膚が足りない症例でも，この操作により上口唇側の創縁を引き上げて，比較的緊張なく縫合することが可能となる．術直後は白唇がつり上がっているが，2 週間程度で落ち着いた形態に戻る（図 3）．

C．鼻骨の処理

注意すべきは，短鼻の症例で鼻背長を伸ばす場合である．側貌における鼻顔面角をある程度減らさなければ鼻尖が高くなり過ぎ，皮膚が不足して

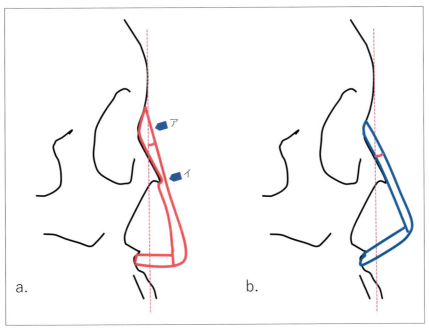

図 4. フレームワーク
a：フレームワークは頭側端（ア）は厚く，鼻骨先端部分（イ）で最も薄い形状とする．鼻顔面角を減らすことで鼻尖が高くなり過ぎるのを回避する．鼻尖を尾側に下げて鼻背を延長する．
b：鼻骨と同じ鼻顔面角では皮膚が不足するため，鼻尖を頭側にせざるを得ず，鼻背の延長は不十分となる．

縫合できない．これを回避するためには，フレームワークを鼻骨の先端部分で最も薄く，頭側端はやや厚みのある形態とする．結果として鼻根部は高め，移植軟骨頭側端はやや頭側寄りに位置させざるを得ない（図 4）．

鼻根部を頭側寄りに設定すると，東洋人としてはやや不自然な顔貌になる．これを好まないのであれば，鼻背部分をカーボンスチール製鼻骨用やすりで削る．その際，鼻腔内に穿孔しないよう，外側鼻軟骨との接合部から鼻骨下に入って粘膜を剥離しておく．鼻骨先端をノミで切削して低くする方法もあるが，筆者らが経験した症例で，後に移植軟骨を抜去する必要に迫られたことがあった．そういう事態を想定し，患者自身の持つフレームワークはできるだけ温存すべきと考える．

鼻骨骨切り術により鼻骨幅径を狭める手技は，唇裂外鼻特有の幅広い鼻を大きく改善できるため，筆者らは肋軟骨移植にしばしば併用している．

3．肋軟骨採取

右第 6 または 7 肋軟骨を使用する[14]．体表から肋軟骨を触知し，直上に 40 mm 程度の切開線をデザインする．完成予定の鼻背長を計測しておく．多くは 50〜55 mm 程度になるため，胸骨付着部側の直線部分から 60 mm 程度，さらに strut 作成に要する 15〜20 mm の軟骨を，尾側の肋軟骨との接合部から屈曲する肋骨寄りの部分から採取する（図 5-a）．採取部に生理食塩水を満たして，麻酔科医に肺の陽圧保持を依頼し，胸膜損傷がないことを確認する．

フレームワーク作成後の残った軟骨片は，生食とともに蓋付きディスポシャーレに入れ，撹拌して繰り返し洗浄したのち，胸部の陥凹を予防すべく採取部軟骨膜内に戻している．術後感染をきたした経験はない．

4．フレームワーク作成

採取した肋軟骨の胸骨付着部側（厚い方）を鼻尖側，尾側（薄い方）を鼻根部側にする．肋軟骨の表

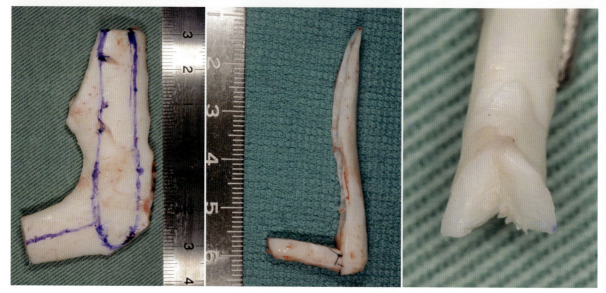

図 5. フレームワークの作成
a：採取した第 6 肋軟骨．胸骨側から鼻背部，肋骨側から strut を作る．
b：L 字状に作成する．鼻骨に密着し鼻背傾斜角が小さくなるよう裏面を削りこむ．
c：Strut を ANS 上で安定させるため，先端に約 2 mm 幅の溝を掘る．

側が鼻背表側になるよう，移植軟骨にデザインする．前述のように，鼻背の傾斜角度を減らしてバランスのよい形態を得るために，フレームワークの鼻根部は厚く，鼻骨先端の直上部分が最も薄くなるような形状に加工する(図 5-b)．

フレームワーク作成には 11 番メスを用い，鼻骨・外側鼻軟骨上に乗る内側は丸刃の彫刻刀で削り込む．肋軟骨は採取時には硬く真っ直ぐだが，切削すると自ずと曲がり始める．右側の肋軟骨に上記の方向でデザインすると必ず左方に曲がってくるので，やや右曲がりに削り出すとちょうどよい形態にできる．良好な鼻形態を目指すと当然ながら隆鼻用シリコンインプラントのような華奢な形状となり，曲がりやすくなる．

皮膚の緊張が強い唇裂外鼻において，鼻尖の高さを支持し，側貌で真っ直ぐな鼻背を維持するために，フレームワークは I 字状ではなく，鼻柱に strut を立て L 字状とすることが必須である．Strut はまず鼻背に軟骨片を入れて必要な高さを計測してから作成する．前鼻棘の直下に立てるので，先端に約 2 mm 幅の V 字型の溝を掘り安定を図る(図 5-c)．軟骨を 5-0 ナイロン糸で縫合して組み立てる．

筆者らは，術後，軟骨の弯曲が強くなり，修正を要した症例を数例経験している．修正術の際には移植軟骨の鼻背部分を分割し，ナイロン糸で固定することで，各セグメントで弯曲が再発しても全体として直線が保たれるよう加工する[14](図 6)．

片側例で鼻孔縁の左右差が著明な症例には，患側鼻孔縁に軟骨片を移植して非対称の改善を図る(図 7)．

5．肋軟骨移植・閉創

移植床にフレームワークを挿入し，鼻柱を 1 針縫合して鼻形態を確認する．鼻尖に強い緊張がかかる場合には，鼻尖部を削って調整する．鼻尖の皮膚色調がわずかに白くなる程度であれば，術後 4 日目頃までデンバースプリントを貼付し，弾性テープで尾側に牽引して鼻尖にかかる負荷を減らして固定すると，その後皮膚が菲薄化するのを予防できる．ただしこのような症例は緊張から逃れようと軟骨が曲がってくることがあり，注意が必要である．

鼻柱にのみ 6-0 モノフィラメント吸収糸で 3 か所程度の真皮縫合をおき，皮膚は 7-0 か 8-0 ナイロン糸で縫合する．

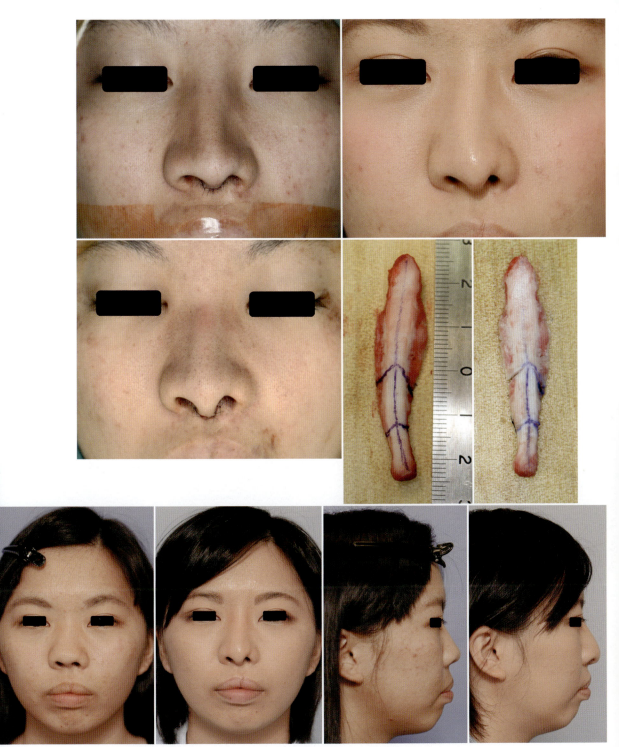

図 6. 症例 1：16 歳．左片側例．軟骨が弯曲し修正術を要した症例
a：肋軟骨移植術直後
b：術後 6 か月．鼻尖が左方に偏位している．
c：修正術直後
d：一旦摘出したフレームワーク．左方へ弯曲していた．
e：マーキング部位に割を入れナイロン糸で直線状となるよう縫合し再移植した．
　鼻尖部も削ってわずかに短くした．
f, h：術前
g, i：修正術後

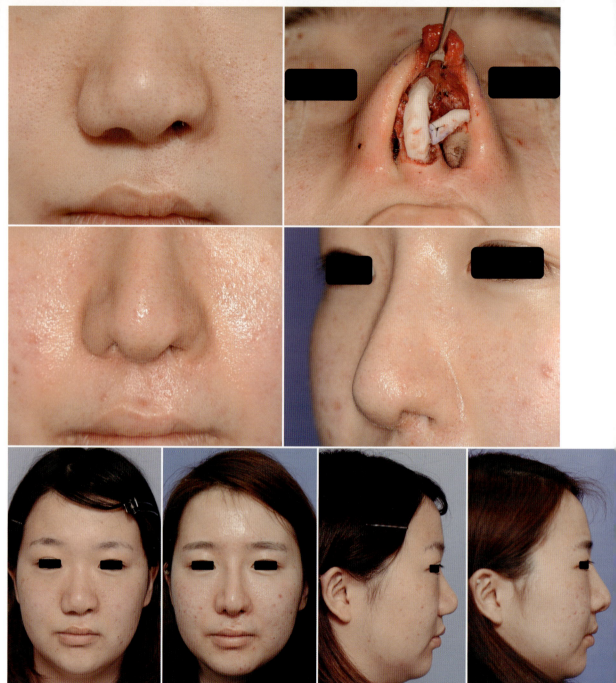

図 7. 症例 2：18 歳，左片側例．鼻孔縁の非対称が著明な症例
a：術前．鼻孔縁の高さの左右差が目立つ．
b：L 字状のフレームワークに小軟骨片を縫着し移植，鼻孔縁を下げた．
c：術後．正面からは鼻孔が見えず，鼻孔縁の左右差は目立たない．
d：患側斜位．自然な鼻形態である．
e, g：術前
f, h：術後

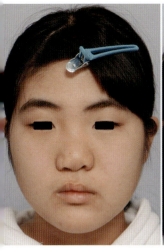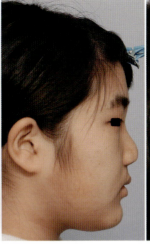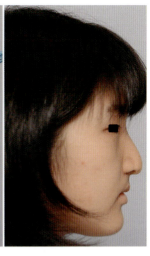

a│b│c│d　　　　　　　図 8．症例 3：15 歳，右片側例
　　　　　　a，c：術前．鼻根部は低く平坦で，鼻尖は不明瞭である．
　　　　　　b，d：術後．鼻筋が通り，立体的な顔貌となった．

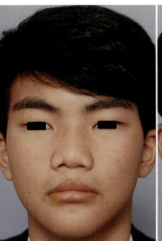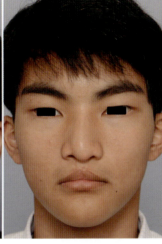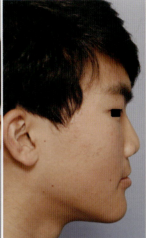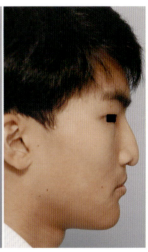

a│b│c│d　　　　　　　図 9．症例 4：16 歳，両側例
　　　　　　a，c：術前．鼻背長が短く，鼻翼幅が広い．
　　　　　　b，d：鼻背長が延長されバランスのよい顔貌となった．

まとめ

　肋軟骨移植による外鼻形成術は，顔貌に立体感を与え，「唇裂らしさ」をなくすのに有効である．さらに，一般的に適応とは考えられていないが，鼻孔や鼻翼の左右差や，鼻柱の偏位を目立たなくさせることも可能である．学童期に繰り返し手術を行った症例は，思春期以降の肋軟骨移植の際，瘢痕により皮膚の伸展が悪い．よって筆者らは最近，幼少期に鼻修正術を行うのはなるべく控えるようになった．

　当初我々は，極端に外鼻変形の強い症例にのみ本法を行ってきた．しかし，術後，患者が笑顔になり，整容に自信を持てるようになる姿には，大いに感じるところがあった．また，それほど悪くはないと思っていた症例であっても，両親の鼻形態の方がはるかによいという現実を直視し，徐々に本法を行う症例が増えてきている．必要のない症例は勿論あるが，一般的に言われるよりはるかに多くの患者が，本法によってより高い QOL を得て社会に出られるように思う．

参考文献

1) Tajima, S., Maruyama, M. : Reverse-U incision for secondary repair of cleft lip nose. Plast Reconstr Surg. **60**(2) : 256-261, 1977.
   Summary　口唇鼻修正術として広く用いられているReverse-U incisionを提唱したTajimaの原著.

2) Takato, T., et al. : Columella lengthening using a cartilage graft in the bilateral cleft lip-associated nose. choice of cartilage according to age. J Oral Maxillofac Surg. **53**(2) : 149-157, 1995.

3) Nishimura, Y., Ogino, Y. : Autogenous septal cartilage graft in the correction of cleft lip nasal deformity. Br J Plast Surg. **31**(3) : 222-226, 1978.

4) Hafezi, F., et al. : Correction of cleft lip nose deformity with rib cartilage. Aesthet Surg J. **33**(5) : 662-673, 2013.

5) Kawamoto, H. K., et al. : Stuffy nose rhinoplasty : Diced cartilage grafts for correction of cleft nasal tip deformities. Plast Reconstr Surg. **122**(4) : 1138-1143, 2008.

6) Nakamura, N., et al. : Clinical and 3-dimensional analyses of nasal forms after secondary correction of cleft lip-nose deformities using extended spreader cartilage graft with a cross-lap joint technique. J Oral Maxillofac Surg. **74**(7) : 1465.e1-1465.e21, 2016.

7) Flores, R. L., et al. : A novel cleft rhinoplasty procedure combining an open rhinoplasty with the dibbell and tajima techniques : A 10-year review. Plast Reconstr Surg. **124**(6) : 2041-2047, 2009.

8) Ishii, K., Vargervik, K. : Nasal growth in complete bilateral cleft lip and palate. J Craniofac Surg. **7**(4) : 290-296, 1996.
   Summary　15例の両側唇顎口蓋裂患者の, 7.5〜16.6歳までの側方セファログラムを解析し, 鼻の成長発育について詳細に検討した論文. 鼻の成長スパートは12〜16歳と報告している.

9) Byrd, H. S., et al. : Definitive repair of the unilateral cleft lip nasal deformity. Plast Reconstr Surg. **120**(5) : 1348-1356, 2007.

10) Inoi, T. : Estimation of sex and age by calcification pattern of costal cartilage in Japanese. Nihon Hoigaku Zasshi. **51**(2) : 89-94, 1997.
    Summary　日本人カダバー110体のX線写真を用いて, 右第4肋軟骨の石灰化について調査した論文. 20歳を超えると男女問わず約80%で石灰化が見られたと報告している.

11) May, H. : The Réthi incision in rhinoplasty. Plast Reconstr Surg. **8**(2) : 123-131, 1951.
    Summary　Réthi incision(1929ドイツ語)を用いたhump修正術を提示し, この切開法が有用であるとした最初の英語論文.

12) Gibson, T., Davis, W. B. : The distortion of autogenous cartilage grafts : Its cause and prevention. Br J Plast Surg. **10**(C) : 257-274, 1957.
    Summary　91例の肋軟骨移植による鼻形成術の検討から, 術後1.2週間以内に軟骨が屈曲することを明らかにした論文. その屈曲のメカニズムや予防策について詳細に考察されている.

13) Harris, S., et al. : Cartilage warping : An experimental model. Plast Reconstr Surg. **92**(5) : 912-915, 1993.

14) Jung, D. H., et al. : A cadaveric analysis of the ideal costal cartilage graft for Asian rhinoplasty. Plast Reconstr Surg. **114**(2) : 545-550, 2004.
    Summary　42体のカダバーの解剖学的検討から, 第7肋軟骨が最も安全に, かつ十分な長さが採取できるとした. また, 軟骨に細かく割を入れると屈曲が軽減されるとも述べている.

すべての外科系医師に送る、手術をステップアップさせる1冊！

PEPARS No.123
2017年3月増大号
オールカラー192頁　定価5,200円＋税

実践！よくわかる縫合の基本講座

編集／東京医科大学兼任教授　菅又　章

"きれいな"縫合のコツを
　　　エキスパート講師陣が伝授！

ぜひ手にお取り下さい！

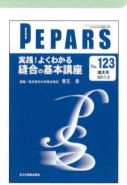

目次

形成外科における縫合法の基本（総説）	田中　克己
形成外科における縫合材料	菊池　雄二ほか
皮下縫合・真皮縫合の基本手技	横田　和典
頭部の縫合法	岸邊　美幸ほか
顔面外傷の縫合法	宮脇　剛司
眼瞼手術における縫合法	村上　正洋
頭頸部再建における縫合法	吉澤　直樹
瘢痕・ケロイドの手術における切開・縫合法の工夫	小川　令ほか
乳房再建における縫合法	堂後　京子ほか
唇裂口蓋裂手術における縫合法	佐藤　顕光ほか
四肢外傷における縫合の要点	島田　賢一
虚血肢救済手術における縫合法	安田　聖人ほか
美容外科における縫合法	鈴木　芳郎
植皮・皮弁術における縫合法	副島　一孝ほか
血管の縫合法	若槻　華子ほか
神経縫合の基礎とその実践法	林　礼人
腱の縫合法	松浦愼太郎
リンパ管の縫合法	矢吹雄一郎ほか
リンパ管静脈吻合とリンパ節移植における縫合術	成島　三長ほか
"抜糸のいらない"縫合材料	福田　智ほか

㈱全日本病院出版会

〒113-0033　東京都文京区本郷3-16-4
TEL：03-5689-5989　FAX：03-5689-8030
http://www.zenniti.com

◆特集/成長に寄り添う私の唇裂手術

「唇裂顔」を改善する外科的顎矯正手術
—LeFort Ⅰ と AMDO—

今井　啓道*

Key Words：唇顎口蓋裂(cleft lip and palate)，外科的顎矯正手術(orthognathic surgery)，LeFort Ⅰ型上顎前方移動術(LeFort Ⅰ maxillary advancement)，single occlusal splint，上顎前方分割仮骨延長術(anterior maxillary distraction osteogenesis；AMDO)

Abstract　唇顎口蓋裂症例に対する外科的顎矯正手術は，成人期に行われる最終的な修正術の一端を担っている．顎矯正手術は咬合の改善のみならず，いわゆる「唇裂顔」と言われる唇顎口蓋裂症例に特有の顔貌の改善が期待できる．また上顎骨の前進に伴い，鼻柱・鼻翼基部の位置が改善し，以降行われる口唇鼻修正術の土台を形成することにも繋がる．矯正歯科治療のみで咬合を形成できる症例においても，整容的な観点から外科的顎矯正手術の適応を選択肢として患者に呈示することも必要と考える．一方，大きく上顎を前方移動させると鼻咽腔閉鎖機能を悪化させる可能性があり注意が必要である．我々は術前に咽頭ファイバーなどを行い評価した上で手術を決定しており，鼻咽腔閉鎖機能が境界域の症例には上顎前方分割仮骨延長術(AMDO)を適応し鼻咽腔閉鎖機能を保持しながら顔貌と咬合の改善を図っている．

はじめに

　唇顎口蓋裂症例に対する外科的顎矯正手術は，「敗戦処理」的なイメージが定着しているように思える．外科的矯正が行われることを可能な限り避けて，その適応率が低いことを唇顎口蓋裂治療の成績評価に利用している報告も散見される．しかし，矯正歯科治療でどうにか正被蓋咬合が得られても，正常群より上顎の位置は後退位にあれば，いわゆる「唇裂顔」と言われる特徴的な側貌の原因になる．「唇裂顔」を改善することが最終修正の目的であるはずで，外科的顎矯正手術が唯一その目的を果たせる治療法である[1]．

　一方，重度の上顎低形成を生じた症例に対する外科的顎矯正手術では，上顎の前方移動量が大きくなるため，LeFort型の上顎前進術では鼻咽腔閉鎖機能を悪化させてしまう可能性が高くなる．咀嚼機能と顔貌を改善させても，その結果として開鼻声が生じてしまうと，かえって患者が社会活動をする上での大きな障害を作ってしまうことになりかねない．そのため，我々は鼻咽腔閉鎖機能を生じさせないような外科的顎矯正治療である上顎前方分割仮骨延長術(Anterior Maxillary Distraction Osteogenesis；AMDO)[1]~[3]を推進してきた．

　外科的顎矯正手術は長期に及んだ治療の最終段階として上記の利点を有するものであるが，侵襲もあり，患者の大切な時間を用いて行う治療でもある．患者にとって最善の治療となるようにしっかりと選択肢を示し，共に悩みながら適応を決めてゆく必要がある．社会に飛び立ってゆく彼ら彼女らに，少しでもコンプレックスを減らし，勇気と希望が与えられる治療でありたいと願っている．

唇顎口蓋裂成人症例の顔の特徴とは

　まず，図1を見ていただきたい．左唇顎口蓋裂

---

*Yoshimichi IMAI，〒980-8574　仙台市青葉区星陵町1丁目1番　東北大学医学系研究科形成外科学分野，准教授

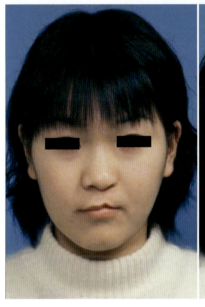

図 1.
左唇顎口蓋裂. 24 歳, 女性. 術前
　a：正面像
　b：側面像
唇裂に特有の顔貌を認める.

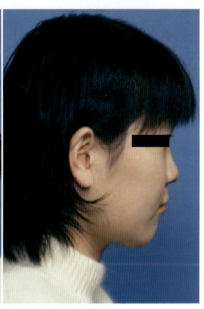

図 2.
一期的 LeFort I 型上顎前進術で 6 mm 上顎前進後
　a：正面像
　b：側面像
唇裂特有の顔貌が消失している.

の成人女性である. 図 2 は同一症例に LeFort I 型骨切りで上顎を 6 mm 前進させた術後である. 口唇・鼻の修正は行っていない. しかし, 上顎を 6 mm 前進させたのみで顔貌の印象が大きく変わっている. このように, 唇顎口蓋裂の成人患者に特有な顔貌, いわゆる「唇裂顔」を消すことが, 外科的顎矯正術の大きな役割と考えている.

「唇裂顔」の特徴[1]は,
1）相対的な下顎前突
2）鼻柱口唇角が急角度
　a）鼻柱基部が正面から見えない
　b）上口唇が短く見える
　c）鼻尖が下がっている
　d）鼻翼基部が側面から見えない
3）上口唇が下口唇より後退
4）笑顔で上顎切歯が見えない

といったものが挙げられる. これらの変形の原因は上顎が低形成で後退位にあることにある. たとえ, 歯科矯正治療のみで咬合の改善が可能な症例であっても,「唇裂顔」の改善は望めない. そのため,「歯科治療のみで咬合が治せないから, 外科的顎矯正を行う」といった消極的な手術適応から,

表 1. 術後 1 年での側貌の変化量

		一期的 LeFort I 型上顎前進術	AMDO
骨格の動き	A 点の前進量	4.3±0.8 mm	4.9±1.6 mm
	上顎中切歯先端の前進量	4.6±2.7 mm	7.4±2.7 mm
軟部組織の動き	鼻尖部/A 点の動き	22.5±17.1%	39.1±108.5%
	鼻柱基部/A 点の動き	46.7±26.7%	194.4±149.6%
	上口唇先端/切歯先端の動き	40.2±33.2%	70.6±82.7%

距離は SN 平面+6°の平面上の移動量とした.
(文献 2, 4 より引用改変)

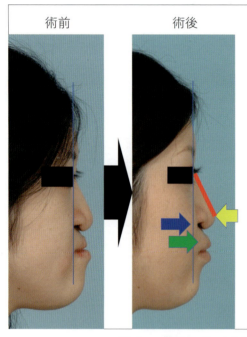

図 3. 一期的 Le Fort I 型上顎前進術の側貌軟部組織への影響
赤:動かないところ　　　黄:あまり動かないところ
青:骨格と共に動くところ　緑:上顎中切歯先端と共に動くところ

「唇裂顔を改善するため,外科的顎矯正を行う」という選択肢があってもよいと考えている.

側貌への外科的顎矯正手術の効果と限界

「唇裂顔」を改善するための外科的顎矯正手術としては LeFort I 型上顎前進術が最も望ましいと我々は考えている[1]. さて,その LeFort I 型上顎前進術で何を変えられるのであろうか? 唇顎口蓋裂症例に対する一期的な LeFort I 型上顎前進術について我々のセファログラム解析の結果[2)4)]を表 1 にまとめ,図 3 に模式化した.これを見てみると,鼻柱基部や上口唇先端は比較的良好に骨格の動きに伴い前方へ移動している.この変化によって,オトガイの位置が相対的に後退し,上口唇と下口唇のバランスが改善することが期待でき,鼻柱基部・鼻翼基部の陥凹を改善することができる.一方,鼻尖部は,上顎骨の移動に伴って効果的に前方移動することは期待できない数値となっている.これらの結果より,顎矯正手術の効果は中顔面のサポートを回復することであるが,鼻尖部のサポートは本手術では改善せず,引き続き行われる外鼻形成手術により回復させる必要があると言える.

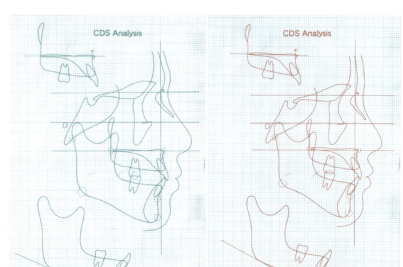

図 4.
CDS (Craniofacial Drawing Standard)
　a：男性用
　b：女性用

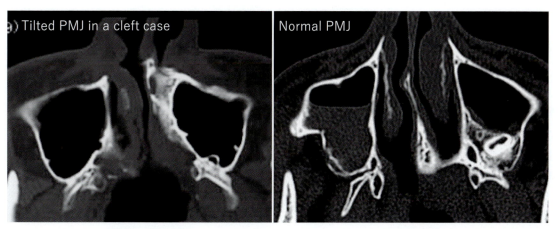

　a．唇顎口蓋裂症例　　　　　　　　　　　b．健常者
図 5. 上顎翼突板接合部 (PMJ) の CT 像

唇顎口蓋裂症例に対する LeFort Ⅰ型上顎骨切り術

　LeFort Ⅰ型上顎骨切り術の具体的手技については成書[5)6)]を参考にしていただきたい．ここでは，唇顎口蓋裂症例での注意点や筆者の工夫を述べたい．

　まず，上顎は顎裂部骨移植にて一体化していることが術後安定性の観点から望ましい．また，LeFort Ⅰ型上顎骨切り術と同時に行う顎裂部骨移植の生着率は芳しくなく我々は避けるようにしている．

　次に，術前の評価として，鼻咽腔ファイバー検査や言語評価を行うようにしている．唇顎口蓋裂症例では上顎の前進に伴い鼻咽腔閉鎖機能の悪化が生じる可能性があり，言語評価が正常でも鼻咽腔閉鎖機能が境界域である場合は，上顎の移動量を 5 mm 以下に抑えた計画とするか，後述する上顎前方分割仮骨延長術 (AMDO)[1)~3)] への変更を考慮している．

　手術計画は，CDS (Craniofacial Drawing Standard) (図 4)[7)8)] を用いて，先に示した唇顎口蓋裂症例に特有な軟部組織の動きの傾向を考慮して矯正歯科医と話し合いながら決めている[1)]が，ここでは詳細は省かせていただく．

　手術手技での注意点はいろいろあるが，特に注意が必要なのは上顎翼突板接合部 (PMJ) の離断であろう．図 5 に示すように唇顎口蓋裂症例の

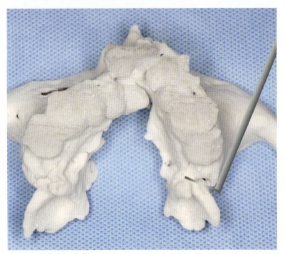

図 6. 傾斜した上顎翼突板接合部(PMJ)の離断に用いる口腔用のオシレーティングブレードの模式図

PMJ は内側に向かうにつれて前方に吊り上がっていることが多い．また，唇顎口蓋裂症例の PMJ は厚く強固に上顎と翼突板が癒合していることも多い．そのため，側方からの曲ノミを用いた離断では内側が離断できず，またスプレダーのみでは強固な接合部を離断できず，翼突板が破折する可能性が高くなる．破折した翼突板が上顎骨に付いたままの状態では上顎の前方への授動に大きな制限が生じてしまう．また，翼突板の不慮の破折は出血や頭蓋底への骨折の波及などといった合併症の原因ともなる．筆者は，術前に CT にて PMJ の形態を把握し，必要な症例には口腔用のオシレーティングブレード(刃長 12 mm，刃幅 11.5 mm 程)を利用した PMJ の離断を先に行い(図 6)，ノミやスプレダーで骨切りを追加するようにしている．

術中の顎位の決定には，single occlusal splint 法[9]を好んで用いている．唇顎口蓋裂症例では，上顎の授動性は瘢痕により大きく制限を受け，軟部組織の変化も瘢痕により症例ごとに異なり予測は難しい．Single occlusal splint 法を用い上下顎の骨切り術を選択すれば，術中にバランスや側貌を見ながら，上顎の授動性も考慮に入れて，上下顎複合体の位置を決めることができる．当然，その位置は術前の計画を基準とするが，術野での外科医の判断で最終的な位置が決まる．そのため，上下顎複合体の位置決めには多少の経験と時間を要するが，顔貌形態の決定に関する裁量が外科医に与えられる利点は大きい．

上顎前方分割仮骨延長術(AMDO)

以前我々は，重度の上顎低形成をきたした症例に対して LeFort I 型上顎仮骨延長術を多用してきた[3)4)10]．その中で，術後に重度の鼻咽腔閉鎖機能不全をきたし，接客業を辞めざるを得なくなった症例を経験した．咽頭形成術を追加したが元の職には戻れなかった．反省を踏まえて注意深く診てみると，多くの症例で，程度の差こそあれ，術後に鼻咽腔閉鎖機能が悪化していることに気がついた．また，一期的な LeFort I 型上顎前進術であっても，開鼻声や話しづらさを訴える症例を複数経験した．このような背景があり，我々は鼻咽腔閉鎖機能を悪化させない，つまり鼻咽腔を拡大させない上顎形成術である AMDO[1)~3)]が必要と考えるようになった．

AMDO は叢生した上顎歯列の歯間部で骨切りを行い(図 7)，上顎前方部分を分割し仮骨延長を行うことで上顎および上顎歯槽弓を前方に拡大するものである(図 8)．拡大し新たに生じた上顎歯列間隙に叢生した歯を矯正移動し排列することで上顎歯弓自体を拡張する．このような発想は Interdental distraction osteogenesis[11)]をオリジナルとしており，AMDO はその応用と言える．

手術手技の注意点はいくつかある．まず，口蓋側の骨切り予定線を骨膜下剝離する際に，歯に骨膜剝離子があたり歯の動揺性が生じないように十分注意すること．垂直歯間骨切り部は，1.5 mm の bar で皮質骨のみ削除し，頭側の上顎洞前壁部分のみ開窓すること．その開窓部分より，幅 4~6 mm の薄刃のノミを挿入し，経上顎洞的に上顎洞内側壁から口蓋側にかけて骨切りを行い，その際に骨切り線上の口蓋骨膜下に骨膜剝離子を留置し口蓋粘膜の損傷を避けると同時に，ノミの方向の目安とするとよい．歯槽部周囲に横からノミを入れることは，叢生した歯の歯根を損傷してしまう

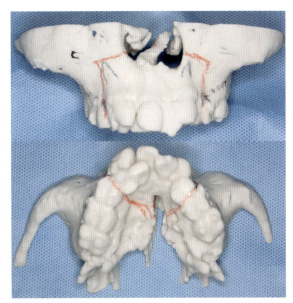

図 7.
上顎立体モデル上に赤線で骨切り予定線を示す.

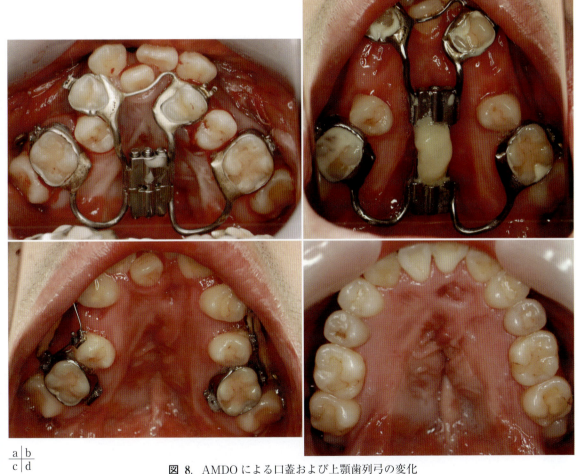

図 8. AMDO による口蓋および上顎歯列弓の変化
a：術直後　　　　　　b：延長終了後
c：矯正歯科治療中　　d：治療終了後 4 年 7 か月の状態

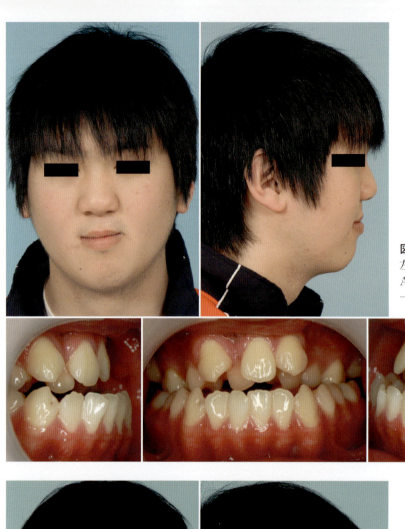

図 9.
左唇顎口蓋裂. 17歳, 男性
AMDOの術前(図8の症例と同一)

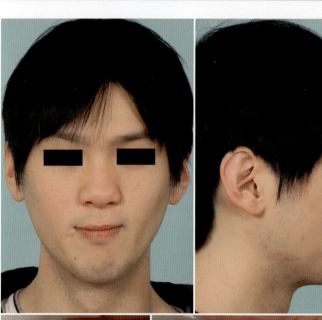

図 10.
AMDOにより上顎A点を7.7 mm(セファログラム上)前進術後4年7か月の状態(図8の症例と同一)

ため，厳禁である．骨切りの最後に，骨切り部の歯間に尾側から頭側に向かって幅4mmの薄刃のノミを徐々に打ち込み叢生した歯の間に骨折を生じるように誘導する．その上で，経上顎洞的に骨膜剥離子で骨折部を確認し授動する．このようにすることで叢生した歯の間でも歯根損傷なく歯間骨切りを行うことができる．

延長器は歯科矯正治療で用いる上顎歯列弓幅径拡大装置(Hyrax® maxi-12, DENTAURUM, Germany)を90°回転させて利用している．延長器は口蓋粘膜に可能な限り近づけて設置するように設計することが重要である．理由は，延長時の最大抵抗は口蓋粘膜であり，そこから延長力源が離れるほど延長器と歯の接着部に無理な負荷がかかり，延長器の脱落などの合併症の原因となるからである．

AMDOによって治療した症例の術前(図9)，術後(図10)を示す．骨移動量に対する軟部組織の変化は，一期的LeFort I型上顎前進術よりも効率よく改善されることが示されており，「唇裂顔」の改善も同様に，またはそれ以上に期待できる[2](表1)．

まとめ

唇顎口蓋裂治療の最終段階である外科的顎矯正手術として，一期的LeFort I型上顎前進術および，最近我々が行っているAMDOについて解説した．

参考文献

1) 今井啓道：【美容外科的観点から考える口唇口蓋裂形成術】顔面骨格の形成も含めた口唇裂の美容的改善．PEPARS. **65**：31-38, 2012.
   Summary 唇顎口蓋裂症例の「唇裂顔」を改善するという視点から，外科的矯正術の適応，手術計画について解説した．AMDOについても紹介．

2) Kanzaki, H., Imai, Y., Nakajo, T., et al.：Midfacial changes through anterior maxillary distraction osteogenesis in patients with cleft lip and palate. J Craniofac Surg. **28**：1057-1062, 2017.
   Summary AMDO症例のセファロ分析を行い，その良好な骨格的安定性と軟部組織の変化を示した．

3) 今井啓道：【顎骨延長治療の問題点とその解決策】唇顎口蓋裂症例に対する上顎延長の問題点と解決策．形成外科．**52**：1029-1038, 2009.
   Summary 唇顎口蓋裂症例に対して上顎仮骨延長を行う場合の問題点とその解決策をAMDOも含めて解説．

4) Daimaruya, T., Imai, Y., Kochi, S., et al.：Midfacial changes through distraction osteogenesis using a rigid external distraction system with retention plates in cleft lip and palate patients. J Oral Maxillofac Surg. **68**：1480-1486, 2010.
   Summary 唇顎口蓋裂症例に対するLeFort I型上顎前進術によって軟部組織は大きく改善方向に動く．仮骨延長法ではその程度が有意に大きいことを示した．

5) 今井啓道：顎変形症の治療方針．形成外科ADVANCE シリーズ I-5 頭蓋顎顔面外科：最近の進歩 改訂第2版．平林慎一編．175-184, 克誠堂出版, 2008.

6) 今井啓道：顎変形症．頭蓋顎顔面の骨固定 基本とバリエーション．小室裕造ほか編．180-195, 克誠堂出版, 2013.
   Summary 外科的顎矯正手術に用いられる各種術式について，写真を用いて手技をわかりやすく解説した．

7) 幸地省子：唇顎口蓋裂—周術期矯正歯科治療．形成外科ADVANCE シリーズ I-5 頭蓋顎顔面外科 最近の進歩 改訂第2版．平林慎一編．185-195, 克誠堂出版, 2008.

8) 菅原準二, 曽谷猛美, 金森吉成：日本人成人の平均顔面頭蓋図形(Cds). 日矯歯誌．**43**：621, 1984.
   Summary 東北地方の健常な正常咬合をもつ成人男性(平均22歳5か月)30人および成人女性(平均20歳6か月)30人の中心咬合位でのセファログラムを，Frankfurt平面をX軸，それに直交しNasionを通る直線をY軸とした座標上におき，コンピューターで平均化した図形をCDSとして提唱した．

9) Yu, C. C., Bergeron, L., Lin, C. H., et al.：Single-splint technique in orthognathic surgery：intraoperative checkpoints to control facial symmetry. Plast Reconstr Surg. **124**：879-886, 2009.
   Summary Single occlusal splint法における手

術中の顎位決定の方法について解説し，特に左右非対称症例での有効性を示した．

10) 今井啓道：【頭蓋顔面の骨延長 私の工夫】外固定型による中顔面 LeFort Ⅰ の骨延長：上顎への力源と口蓋平面のコントロールに関する工夫―RED Retention Plate System® の利用―. PEPARS. **36**：45-54, 2009.

11) Liou, E. J., Chen, P. K., Huang, C. S., et al.：Interdental distraction osteogenesis and rapid orthodontic tooth movement：a novel approach to approximate a wide alveolar cleft or bony defect. Plast Reconstr Surg. **105**：1262-1272, 2000.
Summary　唇顎口蓋裂症例に対して歯の叢生部歯間を骨切りし仮骨延長することで歯槽および上顎を拡張し，新たに形成された歯槽部に叢生した歯を矯正歯科治療で排列する"Interdental distraction osteogenesis"を初めて紹介した論文．

FAXによる注文・住所変更届け

改定:2015年1月

　毎度ご購読いただきましてありがとうございます.
　読者の皆様方に小社の本をより確実にお届けさせていただくために,FAXでのご注文・住所変更届けを受けつけております.この機会に是非ご利用ください.

◆ご利用方法
　FAX専用注文書・住所変更届けは,そのまま切り離してFAX用紙としてご利用ください.また,注文の場合手続き終了後,ご購入商品と郵便振替用紙を同封してお送りいたします.**代金が5,000円をこえる場合,代金引換便とさせて頂きます.** その他,申し込み・変更届けの方法は電話,郵便はがきも同様です.

◆代金引換について
　本の代金が5,000円をこえる場合,代金引換とさせて頂きます.配達員が商品をお届けした際に,現金またはクレジットカード・デビットカードにて代金を配達員にお支払い下さい(本の代金+消費税+送料).(※年間定期購読と同時に5,000円をこえるご注文を頂いた場合は代金引換とはなりません.郵便振替用紙を同封して発送いたします.代金後払いという形になります.送料は定期購読を含むご注文の場合は頂きません)

◆年間定期購読のお申し込みについて
　年間定期購読は,1年分を前金で頂いておりますため,代金引換とはなりません.郵便振替用紙を本と同封または別送いたします.送料無料,また何月号からでもお申込み頂けます.
　毎年末,次年度定期購読のご案内をお送りいたしますので,定期購読更新のお手間が非常に少なく済みます.

◆住所変更届けについて
　年間購読をお申し込みされております方は,その期間中お届け先が変更します際,必ずご連絡下さいますようよろしくお願い致します.

◆取消,変更について
　取消,変更につきましては,お早めにFAX,お電話でお知らせ下さい.
　返品は,原則として受けつけておりませんが,返品の場合の郵送料はお客様負担とさせていただきます.その際は必ず小社へご連絡ください.

◆ご送本について
　ご送本につきましては,ご注文がありましてから約1週間前後とみていただきたいと思います.お急ぎの方は,ご注文の際にその旨をご記入ください.至急送らせていただきます.2~3日でお手元に届くように手配いたします.

◆個人情報の利用目的
　お客様から収集させていただいた個人情報,ご注文情報は本サービスを提供する目的(本の発送,ご注文内容の確認,問い合わせに対しての回答等)以外には利用することはございません.

　その他,ご不明な点は小社までご連絡ください.

株式会社 全日本病院出版会　〒113-0033 東京都文京区本郷3-16-4-7F
電話03(5689)5989　FAX03(5689)8030　郵便振替口座00160-9-58753

FAX 専用注文書

形成・皮膚 1711　　　年　月　日

○印	PEPARS	定価(税込)	冊数
	2018年1月～12月定期購読(No. 133～144；年間12冊)(送料弊社負担)	41,256円	
	2017年　月～12月定期購読(～No. 132)(送料弊社負担)		
	PEPARS No. 123 実践！よくわかる縫合の基本講座 [増大号]	5,616円	
	PEPARS No. 111 形成外科領域におけるレーザー・光・高周波治療 [増大号]	5,400円	
	バックナンバー(号数と冊数をご記入ください) No.		

○印	Monthly Book Derma.	定価(税込)	冊数
	2018年1月～12月定期購読(No. 265～277；年間13冊)(送料弊社負担)	40,932円	
	2017年　月～12月定期購読(～No. 264)(送料弊社負担)		
	MB Derma. No. 262 再考！美容皮膚診療 [増大号] [新刊]	5,184円	
	MB Derma. No. 255 皮膚科治療薬処方ガイド―年齢・病態に応じた薬の使い方― [増刊号]	6,048円	
	バックナンバー(号数と冊数をご記入ください) No.		

○印	瘢痕・ケロイド治療ジャーナル		
	バックナンバー(号数と冊数をご記入ください) No.		

○印	書籍	定価(税込)	冊数
	Non-Surgical 美容医療超実践講座	15,120円	
	ここからスタート！睡眠医療を知る―睡眠認定医の考え方―	4,860円	
	Mobile Bearing の実際―40年目を迎えるLCSを通して―	4,860円	
	髄内釘による骨接合術―全テクニック公開、初心者からエキスパートまで―	10,800円	
	カラーアトラス 爪の診療実践ガイド	7,776円	
	そこが知りたい 達人が伝授する日常皮膚診療の極意と裏ワザ	12,960円	
	創傷治癒コンセンサスドキュメント―手術手技から周術期管理まで―	4,320円	
	複合性局所疼痛症候群(CRPS)をもっと知ろう	4,860円	
	カラーアトラス 乳房外 Paget 病―その素顔―	9,720円	
	スキルアップ！ニキビ治療実践マニュアル	5,616円	

○	書名	定価	冊数	○	書名	定価	冊数
	実践アトラス 美容外科注入治療	8,100円			超アトラス眼瞼手術	10,584円	
	見落とさない！見間違えない！この皮膚病変	6,480円			イチからはじめる 美容医療機器の理論と実践	6,480円	
	図説 実践手の外科治療	8,640円			アトラスきずのきれいな治し方 改訂第二版	5,400円	
	使える皮弁術　上巻	12,960円			使える皮弁術　下巻	12,960円	
	匠に学ぶ皮膚科外用療法	7,020円			腋臭症・多汗症治療実践マニュアル	5,832円	
	多血小板血漿(PRP)療法入門	4,860円			目で見る口唇裂手術	4,860円	

お名前　フリガナ　　　　　　　　　　㊞　　　診療科

ご送付先　〒　－　　　□自宅　□お勤め先

電話番号　　　　　　　□自宅　□お勤め先

バックナンバー・書籍合計 5,000円以上のご注文は代金引換発送になります

―お問い合わせ先―
㈱全日本病院出版会営業部
電話　03(5689)5989
FAX　03(5689)8030

全日本病院出版会行
FAX 03-5689-8030

年　月　日

住所変更届け

お名前	フリガナ		
お客様番号			毎回お送りしています封筒のお名前の右上に印字されております8ケタの番号をご記入下さい。
新お届け先	〒　　　　　都道 　　　　　　　府県		
新電話番号	（　　　　　）		
変更日付	年　　月　　日より		月号より
旧お届け先	〒		

※ 年間購読を注文されております雑誌・書籍名に✓を付けて下さい。
- ☐ Monthly Book Orthopaedics（月刊誌）
- ☐ Monthly Book Derma.（月刊誌）
- ☐ 整形外科最小侵襲手術ジャーナル（季刊誌）
- ☐ Monthly Book Medical Rehabilitation（月刊誌）
- ☐ Monthly Book ENTONI（月刊誌）
- ☐ PEPARS（月刊誌）
- ☐ Monthly Book OCULISTA（月刊誌）

FAX 03-5689-8030
全日本病院出版会行

2017年日本美容皮膚科学会書籍展示売上　ダントツNo１！！

Non-Surgical 美容医療 超実践講座

新刊書籍

編著　**宮田　成章**
（みやた形成外科・皮ふクリニック　院長）

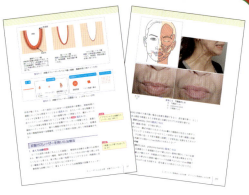

Non-Surgical 美容医療の基本の"キ"から、美容外科・美容皮膚科の領域で第一線を走る豪華執筆陣が行っている施術のコツまでを図総数281点、総頁数400頁にギッシリとつめこんだ，"超"実践講座!!

▶2017年7月刊　B5判　オールカラー
定価（本体価格 14,000 円＋税）

contents

Ⅰ　準備編
　　Non-Surgical 美容医療を始めるにあたって
Ⅱ　総　論
　　各種治療法総論
　　疾患ごとの考え方
Ⅲ　各　論
　　A　レーザーによる治療
　　　炭酸ガスレーザー
　　　Er：YAG レーザー
　　　Q スイッチアレキサンドライトレーザー・
　　　　ルビーレーザー
　　　Q スイッチ Nd：YAG レーザー
　　　光治療
　　　ロングパルスアレキサンドライトレーザー/
　　　　ロングパルス Nd：YAG レーザー
　　　付記：カーボンピーリング
　　　ロングパルス Nd：YAG レーザー
　　　ダイオードレーザー
　　　フラクショナルレーザーの基本原理と
　　　　ノンアブレイティブフラクショナルレーザー
　　　フラクショナル Er：YAG レーザー
　　　フラクショナル炭酸ガスレーザー
　　　ピコ秒レーザー
　　B　高周波による治療
　　　単極型高周波と高密度焦点式超音波治療
　　　Radiative 式高周波
　　C　ボツリヌス菌毒素による治療
　　　ボツリヌス菌毒素による治療
　　　ボツリヌス菌毒素の注射手技：Microbotox
　　D　注入剤による治療
　　　ヒアルロン酸・レディエッセの注入手技①
　　　ヒアルロン酸の注入手技②
　　　PRP（多血小板血漿）療法
　　E　糸による治療
　　　スレッドリフト
　　F　スキンケアによる治療
　　　薬剤の経皮導入：水光注射
　　　薬剤の経皮導入：エレクトロポレーション
　　　ケミカルピーリング、トレチノイン
　　　　およびハイドロキノン
　　　マイクロダーマブレーション：
　　　　ダイヤモンドピーリング
　　G　手術による治療
　　　顔面の解剖と手術の概念
Ⅳ　経　営
　　経営についての一般論・国内美容医療の状況

詳しい本書の使い方は次頁へ！

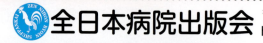

全日本病院出版会
〒113-0033　東京都文京区本郷 3-16-4　Tel:03-5689-5989
http://www.zenniti.com　Fax:03-5689-8030

Non-Surgical 美容医療超実践講座

編著 宮田成章（みやた形成外科・皮ふクリニック 院長）

本書の特徴

検索性を高め多角的な知識を得られるよう、本書では下記のような工夫を凝らしました

LINK
より幅広く、多角的な知識を身につけられるよう、詳細な事柄や関連事項について掲載されている頁数を記載しています。

コメント
本文中におさまりきらなかった編集者、著者から"一言付け加えておきたい！"という事柄を記載しています。

注釈
解説が必要と思われるものについては欄外に記載しています。

私のプロトコール
各論ではできる限り機器固有の設定などを論点とせず、「私のプロトコール」欄に著者が日ごろ診療で行っている機器設定などをまとめました。

そのほか、各項目に適応疾患を記載した目次や、編集 宮田成章の目線からの論評「Editor's View」、コラムなどを多数掲載。
総頁数 400 頁の充実の一書！

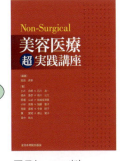

2017 年 7 月刊　B5 判
定価（本体価格 14,000 円＋税）
オールカラー

大好評発売中！

全日本病院出版会
〒113-0033 東京都文京区本郷 3-16-4　Tel：03-5689-5989
http://www.zenniti.com　　　　　　　　　Fax：03-5689-8030

PEPARS

2007 年
- No. 14 縫合の基本手技 増大号
  編集／山本有平

2011 年
- No. 51 眼瞼の退行性疾患に対する眼形成外科手術 増大号
  編集／村上正洋・矢部比呂夫

2012 年
- No. 61 救急で扱う顔面外傷治療マニュアル
  編集／久徳茂雄
- No. 62 外来で役立つ にきび治療マニュアル
  編集／山下理絵
- No. 71 血管腫・血管奇形治療マニュアル
  編集／佐々木 了

2013 年
- No. 75 ここが知りたい！顔面の Rejuvenation
  ―患者さんからの希望を中心に― 増大号
  編集／新橋 武
- No. 76 Oncoplastic Skin Surgery
  ―私ならこう治す！
  編集／山本有平
- No. 77 脂肪注入術と合併症
  編集／市田正成
- No. 78 神経修復法―基本知識と実践手技―
  編集／柏 克彦
- No. 79 褥瘡の治療 実践マニュアル
  編集／梶川明義
- No. 80 マイクロサージャリーにおける合併症とその対策
  編集／関堂 充
- No. 81 フィラーの正しい使い方と合併症への対応
  編集／征矢野進一
- No. 82 創傷治療マニュアル
  編集／松崎恭一
- No. 83 形成外科における手術スケジュール
  ―エキスパートの周術期管理―
  編集／中川雅裕
- No. 84 乳房再建術 update
  編集／酒井成身

2014 年
- No. 85 糖尿病性足潰瘍の局所治療の実践
  編集／寺師浩人
- No. 86 爪―おさえておきたい治療のコツ―
  編集／黒川正人
- No. 87 眼瞼の美容外科 手術手技アトラス 増大号
  編集／野平久仁彦
- No. 88 コツがわかる！形成外科の基本手技
  ―後期臨床研修医・外科系医師のために―
  編集／上田晃一
- No. 89 口唇裂初回手術
  ―最近の術式とその中期的結果―
  編集／杠 俊介
- No. 90 顔面の軟部組織損傷治療のコツ
  編集／江口智明
- No. 91 イチから始める手外科基本手技
  編集／高見昌司
- No. 92 顔面神経麻痺の治療 update
  編集／田中一郎
- No. 93 皮弁による難治性潰瘍の治療
  編集／亀井 譲
- No. 94 露出部深達性熱傷・後遺症の手術適応と治療法
  編集／横尾和久
- No. 95 有茎穿通枝皮弁による四肢の再建
  編集／光嶋 勲
- No. 96 口蓋裂の初回手術マニュアル
  ―コツと工夫―
  編集／土佐泰祥

2015 年
- No. 97 陰圧閉鎖療法の理論と実際
  編集／清川兼輔
- No. 98 臨床に役立つ 毛髪治療 update
  編集／武田 啓
- No. 99 美容外科・抗加齢医療
  ―基本から最先端まで― 増大号
  編集／百束比古
- No. 100 皮膚外科のための皮膚軟部腫瘍診断の基礎 臨時増大号
  編集／林 礼人
- No. 101 大腿部から採取できる皮弁による再建
  編集／大西 清
- No. 102 小児の頭頚部メラニン系あざ治療のストラテジー
  編集／渡邊彰二
- No. 103 手足の先天異常はこう治療する
  編集／福本恵三
- No. 104 これを読めばすべてがわかる！骨移植
  編集／上田晃一
- No. 105 鼻の美容外科
  編集／菅原康志
- No. 106 thin flap の整容的再建
  編集／村上隆一
- No. 107 切断指再接着術マニュアル
  編集／長谷川健二郎

バックナンバー一覧

No. 108	外科系におけるPC活用術
	編集/秋元正宇

2016年

No. 109	他科に学ぶ形成外科に必要な知識
	―頭部・顔面編―
	編集/吉本信也
No. 110	シミ・肝斑治療マニュアル
	編集/山下理絵
No. 111	形成外科領域におけるレーザー・光・高周波治療 増大号
	編集/河野太郎
No. 112	顔面骨骨折の治療戦略
	編集/久徳茂雄
No. 113	イチから学ぶ!頭頸部再建の基本
	編集/橋川和信
No. 114	手・上肢の組織損傷・欠損 治療マニュアル
	編集/松村 一
No. 115	ティッシュ・エキスパンダー法 私の工夫
	編集/梶川明義
No. 116	ボツリヌストキシンによる美容治療 実践講座
	編集/新橋 武
No. 117	ケロイド・肥厚性瘢痕の治療
	―我が施設(私)のこだわり―
	編集/林 利彦
No. 118	再建外科で初心者がマスターすべき10皮弁
	編集/関堂 充
No. 119	慢性皮膚潰瘍の治療
	編集/館 正弘
No. 120	イチから見直す植皮術
	編集/安田 浩

2017年

No. 121	他科に学ぶ形成外科に必要な知識
	―四肢・軟部組織編―
	編集/佐野和史
No. 122	診断に差がつく皮膚腫瘍アトラス
	編集/清澤智晴
No. 123	実践!よくわかる縫合の基本講座 増大号
	編集/菅又 章
No. 124	フェイスリフト 手術手技アトラス
	編集/倉片 優
No. 125	ブレスト・サージャリー 実践マニュアル
	編集/岩平佳子
No. 126	Advanced Wound Care の最前線
	編集/市岡 滋
No. 127	How to 局所麻酔&伝達麻酔
	編集/岡崎 睦
No. 128	Step up!マイクロサージャリー
	―血管・リンパ管吻合,神経縫合応用編―
	編集/稲川喜一
No. 129	感染症をもっと知ろう!
	―外科系医師のために―
	編集/小川 令
No. 130	実践リンパ浮腫の治療戦略
	編集/古川洋志

各号定価3,000円+税.ただし,増大号のためNo. 14, 37, 51, 75, 87, 99, 100, 111は定価5,000円+税,No. 123は5,200円+税.

在庫僅少品もございます.品切の場合はご容赦ください.

(2017年11月現在)

本頁に掲載されていないバックナンバーにつきましては,弊社ホームページ(http://www.zenniti.com)をご覧下さい.

| 全日本病院出版会 | 検索 click |

全日本病院出版会 公式twitter 始めました!

弊社の書籍・雑誌の新刊情報,または好評書のご案内を中心に,タイムリーな情報を発信いたします.
全日本病院出版会公式アカウント(@zenniti_info)を是非ご覧下さい!!

2018年 年間購読 受付中!

年間購読料 41,256円(消費税込)(送料弊社負担)
(通常号11冊,増大号1冊:合計12冊)

次号予告

形成外科医のための皮膚病理講座にようこそ

No.132（2017年12月号）

編集／浜松医科大学 病院教授　深水　秀一

皮膚病理組織診断の基礎の基礎	石河　晃
上皮系良性腫瘍と母斑，血管腫の病理	清原　隆宏
有棘細胞癌と類縁疾患の病理	緒方　大
基底細胞癌の病理診断	加来　洋
乳房外 Paget 病の病理	村田　洋三
皮膚付属器腫瘍（汗腺および脂腺腫瘍）の病理診断	安齋　眞一
炎症性および変性疾患の病理組織診断	松山かなこほか
悪性黒色腫と色素細胞母斑の病理組織学的鑑別	神谷　崇文ほか
良性皮下軟部腫瘍の病理	中岡　啓喜
軟部肉腫の病理組織診断	廣瀬　隆則

編集顧問：栗原邦弘　中島龍夫
　　　　　百束比古　光嶋　勲
編集主幹：上田晃一　大阪医科大学教授
　　　　　大慈弥裕之　福岡大学教授

No.131　編集企画：
　　大久保文雄　昭和大学教授

PEPARS No.131
2017年11月10日発行（毎月1回10日発行）
定価は表紙に表示してあります．
Printed in Japan

発行者　末　定　広　光
発行所　株式会社 全日本病院出版会
〒113-0033 東京都文京区本郷3丁目16番4号
　電話（03）5689-5989　Fax（03）5689-8030
　郵便振替口座 00160-9-58753

© ZEN・NIHONBYOIN・SHUPPANKAI, 2017

印刷・製本　三報社印刷株式会社　電話（03）3637-0005
広告取扱店　㈱日本医学広告社　電話（03）5226-2791

- 本誌に掲載する著作物の複製権・翻訳権・上映権・譲渡権・公衆送信権（送信可能化権を含む）は株式会社全日本病院出版会が保有します．
- JCOPY ＜(社)出版者著作権管理機構　委託出版物＞
  本誌の無断複写は著作権法上での例外を除き禁じられています．複写される場合は，そのつど事前に，(社)出版者著作権管理機構（電話 03-3513-6969，FAX 03-3513-6979，e-mail: info@jcopy.or.jp）の許諾を得てください．
- 本誌をスキャン，デジタルデータ化することは複製に当たり，著作権法上の例外を除き違法です．代行業者等の第三者に依頼して同行為をすることも認められておりません．